いつも同じ便秘薬を処方するあなたへ

エキスパートが贈る
便秘薬との向き合い方

【編著】内藤 裕二
京都府立医科大学附属病院
内視鏡・超音波診療部

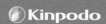
Kinpodo

はじめに

　便秘は、あらゆる病院や診療所で、基礎疾病に関わらず遭遇する極めてありふれた疾患であり、患者の日常生活や社会生活あるいは健康関連QOLを著しく低下させる。適切に治療するべき疾患であるにも関わらず、私も含めて多くの医師がこれまでに系統的な便秘治療薬について十分な知識のないまま処方をしてきた現状があった。浸透圧性下剤に分類される酸化マグネシウム製剤と刺激性下剤に分類されるセンナやセンノシドを高頻度に使用してきた。これらの薬剤は有用ではあるが、十分な治療効果を得ることができない患者も多く、様々な問題点が指摘され始めている。このような現状は医学的にはClinical Inertia（臨床的な惰性）と呼ばれている。Clinical Inertiaとは、治療目標が達成されていないにも関わらず、治療が適切に強化されていないことと定義されている。この状況は、患者が適切な治療強化を受けていない場合に医療提供者に責任があることを暗に示している。この現象は、医師、患者、社会システムなど複数の要因が関連しているが、慢性便秘症の治療におけるClinical Inertiaによる経済的および臨床的帰結の全体像については不明な点が多く残されている。現在の医療環境では、残念ながら医療関係者が常に最先端の慢性便秘症治療を提供できるとは限らず、それには、以下のような理由がある。

- ✔ 1人あたりの診療時間が短すぎるために、医師は投薬の調整を先延ばしにせざるを得ない。「たかが便秘」にそんなに時間をさけない現実。
- ✔ 治療強化に対する専門的情報、科学的情報が少なく、医師、患者が強化することに不安を感じている。
- ✔ 責任が重い医療の現場では、「事なかれ」になりがちであるが、いろいろと理由をつけて静観してしまうのは、医療従事者側の情熱の欠如かもしれない。
- ✔ 医師は治療法の変更を躊躇するが、そもそも患者さんが便秘で困っている理由を、見誤っていることも多い。

このような現状の中で、便秘診療においてClinical Inertiaという問題があることを知り、問題解決に向けた医師の情熱が必要ではないかと考え、本書を企画した。前半で多くの便秘治療薬の薬効、エビデンス、使用上の注意点、ガイドラインにおける位置づけを示した。後半には、各分野の先生方に便秘症治療に対する現状、私の処方をお願いした。この本には、「ガラパゴス化した」便秘診療を少しでも改善したい思いが込められている。超多忙な臨床の先生方にご無理なお願いをしたにも関わらず、お願いした先生方全員から「私の処方」を寄稿頂いた。厚く御礼申し上げます。最後に、このような機会を頂いた（株）金芳堂ならびに編集担当の西堀智子様に深謝申し上げます。

令和元年秋

京都府立医科大学附属病院内視鏡・超音波診療部
内藤 裕二

目次

1章 総論 1

1 便秘はなぜ起こる？ 2

大便はどのようにしてでき、どのようにして排出されるのか？	2
便秘の背景因子と原因	6
便秘はなぜ起こる？	6

2 日本人は便秘で悩んでいる 13

便秘の症状	13
増加する便秘患者数	14
患者は悩んでいる	15
便秘の重症度評価、QOL評価	17

3 慢性便秘症診療ガイドラインを読み解く 22

便秘症の定義	23
診断基準	24
便秘症の検査	27

4 便秘薬に頼る前に考えるライフスタイル（食・運動など） 30

食事	30
運動	32
排便習慣	34

5 腸内細菌叢と便秘症 36

ブリストル便形状スケールからみた腸内細菌叢	36
粘膜関連細菌叢と便秘症	38
糞便移植からみた便秘症患者の腸内細菌叢	39

6 便秘薬の分類 42

慢性便秘症治療薬とエビデンス	42
① 膨張性下剤	48
カルメロースナトリウム 48	
ポリカルボフィルカルシウム 49	

iv

② **浸透圧性下剤** **50**
　　a. 塩類下剤　**50**
　　　酸化マグネシウム　**50**
　　　水酸化マグネシウム　**52**
　　　炭酸マグネシウム　**53**
　　b. 糖類下剤　**54**
　　　ラクツロース　**54**
　　　マクロゴール4000（ポリエチレングリコール4000）　**57**

③ **刺激性下剤** **60**
　　a. アントラキノン系　**60**
　　　センノシド　**60**
　　　センナ・センナジツ　**61**
　　b. ジフェノール系　**62**
　　　ピコスルファートナトリウム水和物　**62**

④ **上皮機能変容薬** **65**
　　ルビプロストン　**65**
　　リナクロチド　**67**

⑤ **胆汁酸トランスポーター阻害剤** **69**
　　エロビキシバット　**69**

⑥ **消化管運動賦活薬** **71**
　　モサプリドクエン酸塩水和物　**71**

⑦ **末梢性オピオイド受容体拮抗薬** **72**
　　ナルデメジントシル酸塩　**72**

⑧ **坐剤・浣腸** **74**
　　ビサコジル　**74**
　　炭酸水素ナトリウム・無水リン酸二水素ナトリウム配合剤　**75**
　　グリセリン　**76**

⑨ **造影補助剤** **77**
　　D-ソルビトール　**77**

⑩ **漢方薬** **78**
　　大建中湯　**80**
　　大黄甘草湯　**80**
　　麻子仁丸　**80**

7 医師も知っておきたい　薬剤師目線の便秘薬の注意点　**90**

便秘薬を処方する前に **90**
薬剤師からみた便秘薬の注意点 **90**

2章 私の処方　101

1	循環器－狭心症・心筋梗塞	102
2	循環器－高血圧症	104
3	循環器－弁膜症	106
4	代謝－糖尿病	110
5	代謝－甲状腺機能低下症	114
6	腎臓－慢性腎臓病(Chronic Kidney Disease：CKD)	116
7	腎臓－慢性透析	119
8	膠原病－全身性強皮症	122
9	神経－パーキンソン病	124
10	神経－脳梗塞	128
11	認知症	130
12	自閉症関連疾患	134
13	消化器外科－術後	138
14	肺癌術後	140
15	消化器－慢性便秘症	142
16	消化器－便秘型過敏性腸症候群	145
17	消化器－大腸憩室症	148
18	消化器－肝疾患	150
19	小児科領域	154
20	妊婦	158
21	在宅医療	162
22	緩和医療	165

索引	170
編集者プロフィール	175

COLUMN

摘便・洗腸、バイオフィードバック療法 ……………………… 85

慢性便秘と死亡率 ………………………………………………… 100

慢性便秘と脳心血管疾患死亡 ………………………………… 108

慢性便秘と神経変性疾患 ……………………………………… 113

慢性便秘と糞便移植 …………………………………………… 127

慢性便秘と大腸癌 ……………………………………………… 133

おなかの調子を整える食品 …………………………………… 137

慢性便秘とビフィズス菌 ……………………………………… 153

慢性便秘と酪酸産生菌 ………………………………………… 161

慢性便秘と食物繊維 …………………………………………… 168

執筆者一覧 (五十音順)

有賀悦子 (帝京大学医学部緩和医療学講座)

石川剛 (京都府立医科大学大学院医学研究科消化器内科学)

石山裕介 (自治医科大学内科学講座循環器内科学部門)

内山和彦 (京都府立医科大学大学院医学研究科消化器内科学)

角谷慶人 (京都府立医科大学大学院医学研究科循環器内科学)

鎌田和浩 (京都府立医科大学大学院医学研究科消化器内科学)

神村英利 (福岡大学薬学部／福岡大学病院薬剤部)

苅尾七臣 (自治医科大学内科学講座循環器内科学部門)

木村貴純 (木村内科・胃腸内科)

栗生宜明 (京都府立医科大学消化器外科)

阪上由子 (滋賀医科大学医学部小児科学講座小児発達支援学部門)

塩谷昭子 (川崎医科大学消化管内科学)

島田順一 (京都府立医科大学呼吸器外科)

清野弘明 (せいの内科クリニック)

全完 (京都府立医科大学大学院医学研究科循環器内科学)

髙木智久 (京都府立医科大学大学院医学研究科消化器内科学)

富永和作 (若草第一病院消化器内科)

内藤裕二 (京都府立医科大学附属病院内視鏡・超音波診療部)

野村栄樹 (仙台市立病院消化器内科)

長谷川剛二 (京都第二赤十字病院糖尿病内分泌・腎臓・膠原病内科)

八田告 (医療法人八田内科医院)

半田修 (川崎医科大学消化管内科学)

福田互 (京都第一赤十字病院リウマチ膠原病センター)

福本兼久 (西陣病院外科)

福本義弘 (久留米大学医学部内科学講座心臓・血管内科部門)

法水淳 (大阪労災病院消化器内科・肝臓内科)

的場聖明 (京都府立医科大学大学院医学研究科循環器内科学)

眞鍋雄太 (神奈川歯科大学附属病院認知症・高齢者総合内科)

水野敏樹 (京都府立医科大学神経内科学)

満生浩司 (福岡赤十字病院腎臓内科)

向井理英子 (朝日大学病院消化器内科)

山口滋紀 (横浜市立市民病院脳神経内科)

和田基 (東北大学大学院医学系研究科発生・発達医学講座小児外科学分野)

1章 総論

便秘はなぜ起こる？

　一概に便秘といってもその原因は多岐にわたっているため、臨床の現場では各症例における便秘の原因を限られた情報から可能な限り明らかにすることによって、それぞれの症例に応じた最適の便秘の治療を行う必要がある。最初に、大便がどのようにして作られ、その生成過程を解説し、排便のメカニズムについて基本的事項を整理し、便秘症の分類の基本的な考え方、機能性便秘の分類について解説した。

大便はどのようにしてでき、どのようにして排出されるのか？

1. 口から大腸まで

　便秘を理解する上で、大便の生成過程、排便のメカニズムを知っておくことは大切であり、その対策に有効である。患者に対してより具体的な説明が可能となる。一般に口から摂取された食物は、数秒で食道を通過し胃内に入る。胃内で胃酸による殺菌、消化を受け、約2時間で十二指腸へと排出される。腸内容物は小腸内を4〜5時間で通過する間に消化され、必要な栄養分が吸収され、その食べ物の残りかすが大腸に到達する。消化液の分泌は1日に9リットル程度と推定されていて、約7リットルは栄養素とともに小腸で吸収され、約2リットルが食物繊維などの消化されなかった食べ物の残りかすとともに大腸に入り込む（図1）。

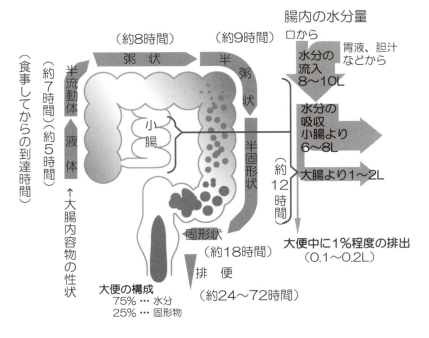

図1. 腸内での便の生成過程

2.水様便から固形便へ

　この約2リットルは完全に水のような状態で、大腸の重要な機能は水分や電解質を吸収し、この水様の便を固まった便として仕上げることである。この残りかすには、食べ物のかすだけでなく、ヒトの腸壁細胞の死骸、腸内細菌の死骸も含まれ、最終的な大便は図2のような成分から構成され、依然として70％程度は水分である。

　大腸内に運搬された腸内要物は水分を多く含んでいるが、右側結腸では腸管蠕動の頻度が少ないため、右側結腸に長時間留まる。その間に、腸内容物の振り子運動により、さらに水分・電解質を吸収し徐々に固形化し、8〜15時間かけて横行結腸まで達する。横行結腸から直腸にかけての輸送は1日数回生じる大蠕動や、胃結腸反射により行われる（図1）。

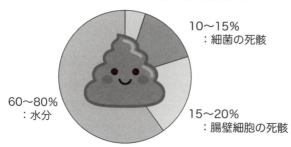

図2. 大便を構成するもの

　高齢者の便秘症を考えた場合、その最も多い理由は食事量の減少と水分摂取不足によりコロコロの硬い便となることとされている。大便を構成する食べ物のかすである難消化性炭水化物（食物繊維）の摂取不足、炭水化物制限食による食物繊維不足がある。この食べ物のかすが減ることにより、便そのもののサイズが小さくなり、腸管壁への刺激も少なくなり蠕動運動が低下し便秘となる。

　よく便秘症のヒトに水分摂取を勧めるが、果たして有効であろうか。便秘の硬い便を軟らかくするために水分摂取を勧めるのは間違っているかもしれない。もともと大腸に流入してくる便は水様であり、摂取した水分がそのまま大腸に流入するわけではない。水分摂取を勧めることが便秘に有効な理由は、その人の体を脱水状態にせず、大腸からの過剰な水分吸収を抑制することにより硬い便（硬便）にならないようにする意義が大きい。脱水状態では大腸からの水分吸収は亢進し、水様の便は徐々に硬い便になっていくわけである。

　腸管は壁在神経と外来の自律神経による協調的支配を受けている。壁在神経である筋層間神経叢（Auerbach神経叢）と粘膜下神経叢（Meissner神経叢）は相互の伝達情報により、介在ニューロンを含めて腸管神経系を構成している。筋層間神経叢は平滑筋運動を調節しており、平滑筋収縮にはサブスタンスPやアセチルコリンが、平滑筋弛緩には一酸化窒素、血管作動性腸管ペプチド、ソマトスタチンなどが関与している。腸内容物の通過を感覚ニューロンが感知すると、これらの伝達物質が運動ニューロン終末から分泌され、口側での輪状筋収縮と肛門側での輪状筋弛緩が起こることにより、内容物が肛門側に押し出される。

大蠕動は1日に1〜2回、多くは朝食後に起こる。朝食後に便意を感じる人が多いのは、このためであり、便秘対策の重要なポイントは、朝食後の時間を作ることと、便意がなくてもトイレに行く行動を習慣づけることである。

3.直腸を起点とする排便協調運動

直腸に腸内容物が輸送されると、直腸内容物の物理的直腸壁伸展刺激（40〜50mmHg以上）や、内容物が含有する胆汁酸などの刺激により、直腸壁に分布する骨盤内臓神経から仙髄の排便中枢に刺激が伝えられる。このようにして排便反射が生じると、直腸の蠕動運動が亢進し不随意筋である内肛門括約筋が弛緩し便が肛門管まで下行する。直腸内圧の上昇は上位中枢に伝わり、視床下部、大脳皮質を介して便意が発生し、仙髄を介して随意的な外肛門括約筋の弛緩が起こる。この際に、努責（腹壁と横隔膜の収縮による腹圧の上昇）が行われ、排便に至る（図3）。

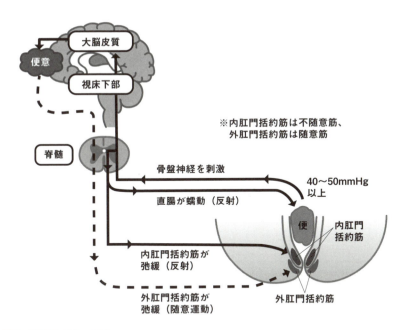

図3. 排便のメカニズム

便秘の背景因子と原因

便秘の原因は単一ではなく、様々な背景因子も便秘の病態に影響を及ぼしている。「平成25年国民生活基礎調査」では、女性の有訴者率は10歳代後半に増加するが、比較的治療抵抗性であり、慢性的に下剤を継続服薬する人が人口1000人あたり40人前後で推移し、60歳以降ではさらに増加する[1]。男性では50歳以前は女性に比べてはるかに低い有訴者率であるが、50歳頃から有訴者率が増加しはじめ、70歳以上で急激に増加し女性とほぼ同等の有訴者率であり、その頻度は10%前後である。すなわち、便秘の有訴者率増加の原因に加齢と性差が関係していることは間違いない。これまでに加齢に伴った変化として、大腸筋層間の正常神経節細胞数が減少すること、神経節細胞のうち、nNOS（neuronal nitric oxide synthase）神経細胞と一酸化窒素陽性細胞は温存されるが、ニューロンの新生マーカーであるHu抗体陽性細胞やコリンアセチルトランスフェラーゼ陽性細胞数の有意な減少が認められること、バルーン伸展による直腸知覚閾値が上昇すること、などが報告されているが、明確な原因は解明されていない。また、便秘患者群では朝食を欠損する比率が非便秘群より高く、活発な身体運動も便秘の予防効果があることが報告されており、生活習慣も便秘の一因である可能性が高い。その他、大腸の長さや、睡眠などについても検討がなされているが、一定の見解は得られていない。最近では、腸内環境の変化が腸管蠕動運動、大腸水・粘液分泌に関与していることが明らかにされ、腸内環境に影響を与える最も重要な因子として腸内細菌の関与が示唆されている（▶P.36）。

便秘はなぜ起こる？

1. 慢性便秘症を分類する

便秘の病態を理解し、その対策を考慮するために、便秘をメカニズムの違いから分類する方法がある。しかし、日常臨床においては複雑な病態の便秘も多く、分類が困難な場合も多い。さらに、それぞれの便秘のタイプを科学的に検証する方法論が一般化していないために、分類は形式的なものにならざるを得ない。しかし、便秘を理解するためには、図4のような分類が良いのではないかと考える。まずは、便秘症に対して、「原発性」と「続発性」に分けることから始まる。「原発性」とは大腸の運動能や排便機能の低下をきたしている原発性の機能性便秘であり、その診断においては「続発性便秘」を除外することから始まる。続発性便秘には、器質性便秘、症候性便秘、薬剤性便秘がある。

慢性便秘症	原発性	腸管拡張なし	機能性便秘	結腸通過時間正常型便秘	ダイエットによる食事量の減少や排便抑制による便秘でIBSとの合併も多い
				結腸通過時間遅延型便秘	最も高頻度で大腸の運動異常、大蠕動の低下、カハール細胞の減少が関与する
				便排出障害型	知覚低下による排便反射の減弱、骨盤底筋の協調運動障害などにより直腸に便が停滞する便秘
			過敏性腸症候群(IBS)便秘型		IBSの診断基準を満たし、硬便や兎糞状便が25%以上あり、泥状便や水様便が25%未満
		腸管拡張あり	慢性偽性腸閉塞症		原因不明の原発性と糖尿病、精神疾患などを背景に生じる
			巨大結腸症		炎症性腸疾患、感染性腸炎に合併することが多い
	続発性	器質性便秘			大腸癌、癒着、肛門疾患、潰瘍瘢痕などの器質的疾患により、腸管内容物の通過障害が起こっている状態
		症候性便秘			甲状腺機能低下症、糖尿病などの代謝性疾患、膠原病、神経疾患など全身疾患の部分症状として生じる二次的な便秘症
		薬剤性便秘			抗うつ薬、抗精神病薬、オピオイド薬、胃腸薬など様々な薬剤によって引き起こされる便秘

図4. 慢性便秘症の分類

器質性便秘とは、大腸癌、癒着、潰瘍瘢痕などにより物理的に大腸が狭窄をきたしており、便の通過障害を生じているような場合である。症候性便秘とは、糖尿病などの全身性疾患に伴う部分症状としての生じる便秘であり、図5のように様々なものがある。さらに高齢者では多彩な薬剤を服薬している場合もあり、臨床的には便秘症診療においてまず薬剤性便秘を除外しておくことが重要である。意外な薬剤が便秘を引き起こすこともあり、注意が必要である。「最近、お薬が変わっていませんか？」「最近、新たに飲み始めたお薬はありませんか？」こんな単純なやり取りが解決につながることも多い（図6）。

内分泌性障害
1. 甲状腺機能低下症
2. 褐色細胞腫
3. 副甲状腺機能低下症

代謝異常
1. 糖尿病
2. 低カリウム血症
3. アミロイドーシス

神経疾患
1. パーキンソン病
2. Hirschsprung病
3. 多発性硬化症
4. 脊髄障害
5. 脳血管疾患

筋疾患
1. 筋硬直性ジストロフィー
2. 全身性強皮症

図5. 症候性便秘を生じる基礎疾患

薬の種類	一般名	便秘のメカニズム
高コレステロール血症治療薬	コレスチラミン コレスチミド	胆汁酸吸着による便中胆汁酸減少が、便秘を起こす。
プロトンポンプ阻害剤	ボノプラザン	強力な胃酸分泌抑制の影響とされるが、詳細不明。
制酸薬、胃酸分泌抑制薬	水酸化アルミニウム H_2受容体拮抗薬など	腸管蠕動抑制による便秘、酸化マグネシウム製剤の活性化抑制による便秘などを起こす。
鉄剤	フマル酸第一鉄 スクロオキシ水酸化鉄	胃内で遊離した鉄イオンが直接胃腸粘膜を刺激し、収斂作用を示すことで便秘を引き起こす。
抗コリン薬 アトロピン様薬剤 ドパミン作動薬	ビペリデン塩酸塩 レボドパ	平滑筋に対するアセチルコリンの作用を抑制し、消化管の緊張や運動性を減少させる。
抗うつ薬（三環系）	アミノトリプチリン塩酸塩 ノルトリプチリン塩酸塩 イミプラミン塩酸塩	腸管壁の平滑筋細胞に対し、抗コリン様の作用をする。
抗精神病薬（フェノチアジン系）	クロルプロマジン塩酸塩 マレイン酸トリフロペラジン	腸管筋層間神経叢障害の起こる可能性があり、便秘、偽性腸閉塞症の原因となる。便嵌頓は局所の炎症、潰瘍、出血、穿孔の原因となる。
抗がん剤	ビンクリスチン硫酸塩	著明な便秘、麻痺性イレウスなどがある。
麻薬系鎮痛薬	リン酸コデイン オキシコドン塩酸塩	腸管神経叢におけるアセチルコリン遊離抑制および腸管平滑筋におけるセロトニン遊離促進により腸管の蠕動運動を抑制する。
抗ヒスタミン薬	ジフェンヒドラミン プロメタジン塩酸塩	出現率は高くないが稀に便秘を認める。
吸着剤	ポリスチレンスルホン酸カルシウム 沈降炭酸カルシウム セベラマー塩酸塩	約10%に便秘を認め、腸管穿孔、腸閉塞などの重篤なものがある。
利尿剤（非カリウム保持性）	クロルタリドン／サイアザイド フロセミド	脱水による硬便形成の原因
降圧薬	Ca拮抗薬（ベラパミルなど） α2刺激薬（クロニジン塩酸塩など）	平滑筋運動抑制／不明
止痢薬	ロペラミド塩酸塩 ベルベリン塩化物水和物	腸管運動抑制作用、巨大結腸症の報告あり。
緩下剤	センナ ビサコジル	長期使用による腸管神経の変性、脱落による便秘
5-HT₃拮抗薬	ラモセトロン パロノセトロンなど	5-HT₃受容体拮抗作用による消化管運動抑制

図6. 薬剤性便秘の原因薬剤

2. 原発性便秘の分類

器質性便秘、症候性便秘、薬剤性便秘などの続発性便秘が除外されると、いよいよ大腸に原因がある原発性便秘を考慮する。ここで日常臨床的には腹部単純X線の情報が有用であり、腸管拡張の有無を確認することが重要である。大腸が著明に拡張する疾患として、慢性偽性腸閉塞症と巨大結腸症がある。

消化管内容物の輸送を妨げる物理的閉塞がないにも関わらず、消化管運動機能障害のために腸閉塞様症状をきたす慢性偽性腸閉塞症（Chronic Intestinal Pseudo-Obstruction：CIPO）には、消化管病変よる原発性、全身疾患や薬剤に伴う続発性、原因不明の特発性がある。原発性には、ヒルシュスプルング（Hirschsprung）病（腸管無神経節症）や慢性特発性偽性腸閉塞症（Chronic Idiopathic Intestinal Pseudo-Obstruction：CIIP）を除いたヒルシュスプルング（Hirschsprung）病類縁疾患などがあり、小児期のCIIPの診断においては鑑別が必要である。成人のCIIPの診断においては、続発性の偽性腸閉塞を鑑別することが重要である。CIIPは指定難病に指定されているが（http://www.nanbyou.or.jp/entry/3961 参照）、原因は明らかになっていない。巨大結腸症は、感染性腸炎、潰瘍性大腸炎などの合併症として発症するものであり、内科的治療に改善せずに、緊急手術になる症例も多い。

3. 機能性便秘と過敏性腸症候群便秘型

原発性便秘症で、腸管拡張がないことが確認できると、機能性便秘と過敏性腸症候群便秘型の鑑別を行う。どちらも比較的高頻度の疾患であるが、一般的な血液検査、画像検査では異常所見はなく、臨床症状により診断しなければならない。機能性便秘は通年的な硬便であることが多いが、過敏性腸症候群便秘型では腹部膨満感や腹痛などの自覚症状が日によって変化し、便性状も日により変化する。また、機能性便秘は大腸の機能障害が主たる原因であるが、過敏性腸症候群便秘型は社会心理学的ストレスが原因で起こる下部消化管の機能失調であり、両者の基本的病態は異なる。しかし、明確な区別が困難な場合もある[2]。

機能性便秘は、世界的には腸管通過時間が測定できるようになり、図4のように分類することが一般的となっている。すなわち、腸管通過時間検査によって、結腸通過時間正常型（normal transit type）、結腸通過時間遅延型（slow-transit constipation type）、便排出障害型（outlet-obstruction type）に分けることが『慢性便秘症診療ガイドライン2017』でも推奨されている。

結腸通過時間正常型： 大腸が糞便を輸送する能力が正常にも関わらず排便回数や排便量が減少する便秘。原因として、糞便の元となる食事摂取量が少ないために糞便量が減って排便回数が減少し、硬便のために排便困難などの便秘症状を呈する。大腸通過時間検査で大腸の移送能力に問題がないことを確認することにより診断される。

結腸通過時間遅延型： 大腸が糞便を輸送する能力が低下しているために排便回数や排便量が減少する便秘。『慢性便秘診療ガイドライン2017』では、何らかの疾患に付随して起きる症候性、薬剤が原因となる薬剤性なども、この結腸通過時間遅延型に分類されているが、治療法も含めて疑問が残るために、敢えて本書では薬剤性便秘を続発性便秘に分類している（図4）。例えば、薬剤Xを服薬中に生じた便秘症に対して結腸通過時間遅延型慢性便秘と診断して、便秘治療薬を処方することはなく、薬剤Xに代わる類薬に変更して経過をみるのではないかと考えるからである。

便排出障害型： 前述のように排便は、腸管運動、知覚、反射をもって、協調的に行われる。すなわち、便意を感じていない時には、糞便はS状結腸より口側に存在し直腸には糞便はないが、摂食刺激などにより左半結腸の大蠕動が起こると、S状結腸の便が直腸に移送され、直腸壁の伸展により神経信号が大脳皮質に伝わり、便意が生じる。さらに「いきみ」により腹腔内圧が高まり、直腸内圧が高まり、同時に骨盤底筋群が協調的に弛緩し排便が起こる。この一連の流れが障害されると、機能性便排出障害が生じる。直腸の知覚低下、直腸容量増大、骨盤底筋群運動障害などが代表的なものである。

おわりに

　以上、便秘の分類とその原因につき概説した。ありふれた疾患の割に原因が解明されていないのが便秘である。最近では腸内細菌が便秘の形成に重要であることが報告されている[3]が、それで全ての説明がつくわけではない。日本消化器病学会から2017年に『慢性便秘症診療ガイドライン』が発行されたことにより、便秘の分類が明確になり、研究や臨床に対する方向性が明瞭になってきた。今後、この分類に基づき様々な臨床的・基礎的検討がなされると、さらに明快な治療法の選択に結びつくと期待される。

参考文献

1）日本消化器病学会関連研究会 慢性便秘の診断・治療研究会 編. 慢性便秘症診療ガイドライン2017. 南江堂. 2017.

2）尾髙健夫. 慢性便秘の定義と分類. 日本内科学会雑誌. 2019; 108: 10-15.

3）Takagi T, et al. Differences in gut microbiota associated with age, sex, and stool consistency in healthy Japanese subjects. J Gastroenterol. 2019, 54: 53-63.

（半田 修、向井 理英子、塩谷 昭子）

1章 総論

日本人は便秘で悩んでいる

便秘の症状

　便秘症の自覚症状は多彩であり、3大症状は図1に示すように「排便回数の減少」「排便困難感」「残便感」である。排便回数や排便量の減少は、まさに便秘そのものであり、容易に理解できる症状である。排便困難感は、個人差が大きく毎日排便があっても、排便時に強く苦しいいきみが必要であったり、排便時に腹痛が生じたり、スムーズに便が出ないと、患者は「自分は便秘だ」と考える。残便感は、さらに漠然とした症状である。ほぼ毎日排便があり、排便時に苦痛症状がなくても、スッキリせず不快感が解消されない時には、やはり患者は便秘だと訴える。

排便回数減少	「便が週に‥回しか出ない」 「便が毎日出ない」 「以前より便の出る回数が減った」
排便困難感	「強くいきまないと便が出ない」 「便が硬くて出づらい」 「便を出す時に腹痛がおこる」
残便感	「便が全部出ないで残っている」 「便が出てもスッキリしない」

図1．慢性便秘症患者の排便に関する3大症状 [文献1より作成]

　患者の自覚症状の理解には便性状が役立つ。便性状は世界的にはブリストル便形状スケール（BSS）で評価されている（図2）。このBSSの1型と2型が硬便、6型と7型が軟便となり、硬便の場合には結腸通過時間遅延型の便秘であることが多い。BSS6型と7型も排便困難であり、直腸から便が逆流することも多く、排便困難感、残便感につながる。

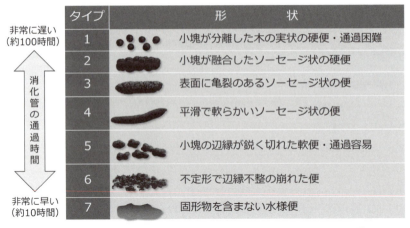

図2. Bristol Stool Form Scale（ブリストル便形状スケール）［文献2・3より作成］

　上記3大症状は様々な程度で混在・複合しており、さらには腰痛、肩こり、頭痛、食欲不振、睡眠障害、倦怠感などの不定愁訴を訴える患者も多く、精神的ストレスからくる症状とも考えられており、画一的なものではない。患者それぞれの愁訴を丁寧に理解し、共感し、信頼関係の構築が必要な疾患でもある。

増加する便秘患者数

　厚生労働省が発表した「平成28年国民生活基礎調査の概況」によると、便秘の有訴者率（人口1000人あたり）は、男性で24.5人、女性で45.7人となっており、概算でも400万人以上が便秘症状を訴えていることになる（図3）。便秘有訴者率は50歳以下では女性の比率が高いが、両性とも年齢とともに上昇し、65歳以上では男性65.0人、女性82.2人（人口1000人あたり）と同年代の「ものが見えづらい」と感じている高齢者とほぼ同数になっており、便秘症状を訴える日本人は少なくない[4]。一方、日本で実施されたインターネット調査では、より高い便秘症の有病率が示されており、全体では28.4%、男性の19.1%、女性の37.5%が、自分自身が便秘であると認識していることが報告されている[5]。欧米からの報告（systematic review）では、便秘症状の有病率は0.7～79%（中央値16%）とされており[6]、便秘症状の有病率は報告により差があるが、日本人の便秘症状を呈する有訴者率は少なくないと考えられる。

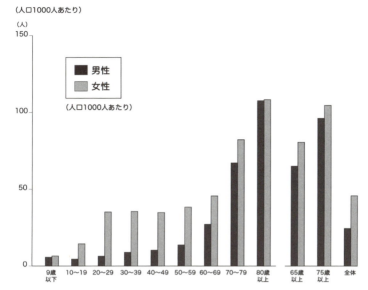

図3. 日本における便秘の有訴者率［文献4より作成］

患者は悩んでいる

　また、慢性便秘症治療における医師との意識の相違も患者を悩ませる要因となっている。便秘症状に関して、医師は便回数や便性状などの客観的指標を重要視しているが、患者は腹部膨満感や排便困難感などの主観的症状を重要視する割合が高いことが報告されている。このことは医師が患者の訴えに共感しにくい一因となっていると推察される。また、便秘症状に対する治療薬剤の有効性の満足度についても、医師と患者の間で大きく乖離することが示されている（図4）。図4は、様々な便秘治療薬として医師あるいは患者が「満足～やや満足と回答した」割合（％）を示しているが、全ての治療薬において、医師と患者の間に20～40％の差がある。

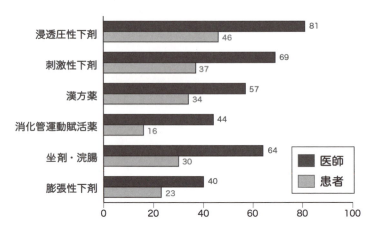

図4. 医師と患者における便秘症状の治療薬剤満足度の相違 ［文献7より作成］

　このように、医師は便秘症患者の症状のつらさや治療効果に対する満足度を十分にくみ取れておらず、便秘症患者の治療ニーズの把握に努める必要があると考えられる[7]。

　高い便秘有病率の一方、便秘症状を訴える患者の治療満足度の低さからみると、その治療効果に悩ませられる日本人は少なくないことが想定される。最近の海外からの報告では、便秘症状は慢性腎疾患やパーキンソン病などの神経変性疾患などの増加と関連すること[8) 9)]が示されている。さらには、機能性消化管障害が患者予後に及ぼす影響をみた研究では、過敏性腸症候群（IBS: irritable bowel syndrome）、慢性下痢症状、機能性ディスペプシアおよび腹痛と生存率には明らかな関係性はみられなかったものの、慢性便秘症では生存率が低下することが明らかにされている[10]。このように、慢性便秘症は生命予後に少なからず影響する種々の疾患に関連していることが示されており、国民的な課題となっている。

便秘の重症度評価、QOL評価

　便秘症状を訴える患者の治療満足度の低さから判断すると、医師は、患者の訴えを十分に把握できておらず、問診時に便秘を重症度やQOL（生活への質）をスコアシートなどで客観的に評価することも必要である。慢性便秘症の診療では、QOLを含めた症状の評価が重要である。現在、国際的に使用されている便秘症状重症度評価のためにAgachanらのConstipation Scoring System（図5）[11]が、QOLの評価には全般的なQOL評価としてはShort Form-36（SF-36）が、疾患特異的なQOL評価としてはPatient Assessment of Constipation of Quality of Life Scale（PAC-QOL）（図6）[12]が存在する。SF-36により、8つの概念、①身体機能、②身体の日常役割機能、③体の痛み、④全般的健康感、⑤活力、⑥社会生活機能、⑦精神の日常役割機能、⑧心の健康を評価することができる。それぞれ、質問表により重症度評価、QOLの評価に役立てられている。

	0	1	2	3	4
排便回数	3回以上/週	2回以上/週	1回以上/週	1回未満/週	1回未満/月
排便困難（痛みを伴う排便努力）	まったくない	まれに	時々	たいてい	いつも
残便感	まったくない	まれに	時々	たいてい	いつも
腹痛	まったくない	まれに	時々	たいてい	いつも
排便に要する時間	5分未満	5～9分	10～19分	20～29分	30分以上
排便の補助の有無	なし	下剤	摘便 or 浣腸	—	—
排便しようとしても出なかった回数/24時間	0回	1～3回	4～6回	7～9回	10回以上
排便障害の病悩期間	0年	1～5年	6～10年	11～20年	21年以上

合計点数が0点：便秘なし、～30点：最悪便秘で、Cleveland Clinic Constipation Scoreとも呼ばれる。便秘症状を経時的に比較する場合は、治療によって変化することのない病悩期間を除いて0点～26点で評価し、便宜的にmodified constipation scoring systemとして用いている。
まれに：1回/月未満、時々：1回/月以上～1回/週未満、たいてい：1回/週以上～1回/日未満、いつも：1回/日以上

図5. Constipation Scoring System ［文献11より作成］

PAC-QOL

これからの質問は、この2週間に、便秘があなたの日常生活に及ぼした影響と、その程度を問うものです。右欄1から5の中から答えをそれぞれ1つだけ選んで、その番号を〇で囲んでください。

以下の質問は、この2週間に、あなたの便秘の症状が、どのくらい強いものだったかを問うものです。	まったくなかった	少しあった	ある程度あった	かなりあった	非常に多くあった
1. お腹が破裂しそうな程、張ったことがありましたか？	1	2	3	4	5
2. 便秘のために、からだが重苦しく感じたことがありましたか？	1	2	3	4	5

次の質問は、この2週間に、便秘があなたの日常生活にどの程度影響を及ぼしたかを問うものです。	まったくなかった	少しあった	ときどきあった	かなりあった	常にあった
3. 生理的な不快感を感じたことがありましたか？	1	2	3	4	5
4. 排便したくても、出来ずに終わったことがありましたか？	1	2	3	4	5
5. 人と一緒にいる時、落ち着かない気持ちになったことがありましたか？	1	2	3	4	5
6. 排便がままならないため、段々に食事の量が減ってくるということがありましたか？	1	2	3	4	5

次の質問は、この2週間に、便秘があなたの日常生活にどの程度影響を及ぼしたかを問うものです。	まったくなかった	少しあった	ある程度あった	かなりあった	非常に多くあった
7. 食べる物について、神経質にならざるをえないことがありましたか？	1	2	3	4	5
8. 食欲が減退したことがありましたか？	1	2	3	4	5
9. 食べ物を自由に選べないことに不安を感じたことがありましたか？（例えば、友人の家に招かれたとき）	1	2	3	4	5
10. 外出先で、トイレに長い間入っていることを、恥ずかしいと感じたことがありましたか？	1	2	3	4	5
11. 外出先で、トイレに頻繁に行かなければならないことを、恥ずかしいと感じたことがありましたか？	1	2	3	4	5
12. 日常とは異なる生活をしなければならないことに、不安を感じたことがありましたか？（例えば、外出先や、旅行中に）	1	2	3	4	5

図6. Patient Assessment of Constipation of Quality of Life Scale（PAC-QOL）
[文献12より作成]

次の質問は、この2週間に、あなたがどの程度便秘に悩まされたかを問うものです。	まったくなかった	少しあった	ときどきあった	かなりあった	常にあった
13. 便秘のためにイライラしたことがありましたか？	1	2	3	4	5
14. 便秘の状態を、腹立たしく思ったことがありましたか？	1	2	3	4	5
15. 便秘のことが頭から離れなかったことがありましたか？	1	2	3	4	5
16. 便秘のためにストレスを感じたことがありましたか？	1	2	3	4	5
17. 便秘のために、普段に比べて自信が失われたような時がありましたか？	1	2	3	4	5
18. 自分の体調について、落ち着いた時がありましたか？	1	2	3	4	5

次の質問は、この2週間に、便秘があなたの気持にどの程度影響を及ぼしたかを問うものです。	まったくなかった	少しあった	ある程度あった	かなりあった	非常に多くあった
19. いつ排便できるか分からないことに、不安を感じたことがありましたか？	1	2	3	4	5
20. 排便ができないので、心配になったことがありましたか？	1	2	3	4	5
21. 排便できなくて、いらだちが次第につのってきたことがありましたか？	1	2	3	4	5

次の質問は、この2週間、便秘を抱えた生活が、あなたにとってどのようなものだったかを問うものです。	まったくなかった	少しあった	ときどきあった	かなりあった	常にあった
22. 便秘が、さらに悪くなることを心配したことがありましたか？	1	2	3	4	5
23. からだが正常に機能していないと感じたことがありましたか？	1	2	3	4	5
24. 排便の回数が、あなたが望むより少なかったことがありましたか？	1	2	3	4	5

次の質問は、この2週間の便秘の状態と程度について、あなたがどのように感じたかを問うものです。	不満足だった	少し不満だった	ある程度満足だった	かなり満足だった	大変満足だった
25. 排便の回数については、満足でしたか？	1	2	3	4	5
26. 排便が規則的だったかどうかについては、満足でしたか？	1	2	3	4	5
27. 食べた物が、腸を通って排便に至るまでにかかる時間については満足でしたか？	1	2	3	4	5
28. 便秘のために、受けている治療については、満足でしたか？	1	2	3	4	5

SF-36を用いた慢性便秘症のQOLに与える影響については、慢性便秘により身体的精神的苦痛が生じることが報告されている[13]。ルビプロストン（アミティーザ®）治療時のSF-36を用いたQOL評価において、身体機能、体の痛み、全体的健康感、日常役割機能（精神）の項目は、治療後24週後、48週後で、また活力については投与24週後で、投与前に比較し有意に改善した[14]。

PAC-QOLについては日本語版が作成され使用されている。最近、発売された胆汁酸トランスポーター阻害剤エロビキシバット（グーフィス®）の臨床試験では、自然排便回数の増加、BSSで評価した便性状の改善だけでなく、PAC-QOL日本語版でのQOL評価を実施し、投与前に比較して治療4週後に有意に改善し、投与52週後まで持続することが報告されている[15]。今後の便秘診療においては、排便回数の改善だけでなくQOL評価が極めて重要であり、便秘治療薬も新しい時代になってきている。

おわりに

日本人の慢性便秘症の患者数は増加傾向にあり、その治療に対する満足度が低いことも明らかとなっている。新しい便秘症治療薬が使用可能となり、慢性便秘症患者のQOLの改善に向けた科学的手法に基づく臨床研究が必要な時代となっている。

参考文献

1）Lacy BE, et al. Bowel Disorders. Gastroenterology. 2016; 150:1393-1407.
2）O'Donnell LJ, et al. Detection of pseudodiarrhoea by simple clinical assessment of intestinal transit rate. BMJ. 1990; 300: 439-440.
3）Longstreth GF, et al. Functional bowel disorders. Gastroenterology. 2006; 130: 1480-1491.
4）厚生労働省. 平成28年国民生活基礎調査の概況. 2016.
5）Tamura A, et al. Prevalence and Self-recognition of Chronic Constipation: Results of an Internet Survey. J Neurogastroenterol Motil. 2016; 22: 677-685.
6）Mugie SM, et al. Epidemiology of constipation in children and adults: a systematic review. Best Pract Res Clin Gastroenterol. 2011; 25: 3-18.
7）三輪洋人, 他. 日本人における慢性便秘症の症状および治療満足度に対する医師／患者間の認識の相違. Therapeutic Research. 2017; 38: 1101-1110.
8）Sumida K, et al. Constipation and Incident CKD. J Am Soc Nephrol. 2017; 28: 1248-1258.
9）Choung RS, et al. Chronic constipation and co-morbidities: A prospective population-based nested case-control study. United European Gastroenterol J. 2016; 4: 142-151.
10）Chang JY, et al. Impact of functional gastrointestinal disorders on survival in the community. Am J Gastroenterol. 2010; 105: 822-832.
11）Agachan F, et al. A constipation scoring system to simplify evaluation and management of constipated patients. Dis Colon Rectum. 1996; 39: 681-685.
12）Tsunoda A, et al.The translation and validation of the Japanese version of the patient assessment of constipation quality of life scale. Surg Today. 2016; 46: 414-421.
13）Wald A, et al. The burden of constipation on quality of life: results of a multinational survey. Aliment Pharmacol Ther. 2007; 26: 227-236.
14）Fukudo S, et al. Lubiprostone increases spontaneous bowel movement frequency and quality of life in patients with chronic idiopathic constipation. Clin Gastroenterol Hepatol. 2015; 13: 294-301. e5.
15）Nakajima A, et al. Safety and efficacy of elobixibat for chronic constipation: results from a randomised, double-blind, placebo-controlled, phase 3 trial and an open-label, single-arm, phase 3 trial. Lancet Gastroenterol Hepatol. 2018; 3: 537-547.

（髙木 智久）

1章　総論

慢性便秘症診療ガイドラインを読み解く

　便秘は、よほどの重症例以外は致死的な疾患という認識はなく、その発症機序や症状発現といったことに関しては十分に検討されてきたとは言い難い。また、治療においてもあまり明確な指針はなく、内服薬にも選択肢が多くなかったため、患者の満足のいく治療が困難な状況であった。また一方、患者側も特に主症状として訴える頻度は多いわけではなく、患者自身で医療機関での治療ではなく、健康食品の摂取や民間療法、ドラッグストアで手に入る多種多様に存在するOTCの薬剤を使用し自己判断で治療が行われており、一部の便秘を主訴で受診する患者の医療側への要求が高い状況がある。

　また、便秘の症状は主観的であるため、患者一人一人の排便障害の症状に対する認識はそれぞれ異なり症状や訴えも多様化している。このような中、長期間新たな薬剤が発売されていなかった慢性便秘症の治療薬がここ数年で立て続けに発売された。これに合わせるような形で2017年10月に日本消化器病学会関連研究会である慢性便秘の診断・治療研究会編集の『慢性便秘症診療ガイドライン2017』が発刊された。日本小児栄養消化器肝臓学会より先に発表されていた『小児慢性機能性便秘症診療ガイドライン』と合わせて、日本での診断、治療基準が示されたため、今後、標準的な治療が明確にされることが期待されている。

　『慢性便秘症診療ガイドライン2017』は、5章に分かれており、第1章は定義・分類・診断基準、第2章は疫学、第3章は病態生理、第4章は診断、第5章は治療について述べられている。特に治療に関しては、Clinical Question（CQ）が設定され、各ステートメントとともにエビデンスレベルと推奨度が示されている。生活習慣の改善や薬物療法、バイオフィードバック療法、精神・心理療法などの保存的療法に関するCQを11項目、順行性洗腸法や大腸切除術などの外科的治療に関するCQを3項目設定し、それらにステートメントと、文献的なエビデンスで評価したエビデンスレベル（A〜D）と、ガイドライン作成委員の投票による推奨（1：強い推奨、2：弱い推奨）が表記されており、残念ながら、エビデンスレベルの低いものもまだまだ多いが、現状での治療選択が示されている。本書では、この『慢性便秘症診療ガイドラ

イン2017』の中で、治療に関しては後述に譲り、今回このガイドラインの根幹となる第1章の内容を主に解説する。

便秘症の定義

これまで便秘症という言葉に対し、日本消化器病学会では、「便秘症では排便が数日に1回程度に減少し、排便間隔不規則で便の水分含有量が低下している状態（硬便）を指す」、日本内科学会では、「3日以上排便がない状態、または毎日排便があっても残便感がある状態」、日本緩和医療学会では、「腸管内容物の通過が遅延・停滞し、排便に困難を伴う状態」といったように、それぞれ表現が異なっており統一された明確な定義は示されていなかった。これらは、排便習慣自体が、個々に異なっており、また便秘という言葉に対する主観や印象も様々であることが大きな要因と考えられる。実臨床ではもともとの排便習慣と比較し、排便回数の低下、便の量の減少や硬さ、残便感、排便の困難感などから患者本人の訴えにより判断されてきた。

『慢性便秘症診療ガイドライン2017』では、「本来体外に排出すべき糞便を十分量かつ快適に排出できない状況」を便秘と定義した。また、便秘症については、「便秘による症状が現れ、検査や治療を必要とする場合であり、その症状として排便回数減少によるもの（腹痛、腹部膨満感など）、硬便によるもの（排便困難、過度の怒責など）と便排出障害によるもの（軟便でも排便困難、過度の怒責、残便感とそのための頻回便など）がある」とされている。

また、便秘という言葉は、あくまで排便状態を表すもので、「排便回数や排便量が少ないために糞便が大腸内に滞った状態」または「直腸内にある糞便を快適に排泄できない状態」であり、症状を表すものや疾患を表すものではない。ただし、排便回数が少なくても、全てが便秘という状態かというとそうではなく、症状として排便困難感や残便感をもつもの全てが便秘症かというとそうとは限らない。何らかの理由で経口摂取量が不十分となっている場合は、排便回数や排便量も自然と減少するため、便秘とはいえない。また、残便感の症状を訴える患者の中には強迫観念のために、内容物である糞便が直腸内に存在しないにも関わらず、残便感を訴え、過度に怒責したり、頻回にトイレに行ったりする排便強迫神経症も少なからず存在し、そのような患者も真の便秘症とはいえない、と触れられている。

診断基準

　通常診療とは異なり、研究目的で慢性便秘症を厳密に定義する必要がある場合には、以前より、Rome基準による「機能性便秘（functional constipation）」の診断基準が国際的に広く用いられている。Rome基準とは、1988年、ローマで開催された第13回国際消化器病学会で過敏性腸症候群（IBS）の診断と治療についてのコンセンサス会議が開かれ、IBSについてのコンセンサスの発表、そしてIBSにとどまらず機能性消化管障害として体系づけられるようになっていった。これまで、1992年のRome Ⅰに始まり、1999年にRome Ⅱ、2006年にRome Ⅲ、そして今回、2016年にRome Ⅳ基準が発表された。このRome基準は、各国の機能性消化管障害のエキスパートにより編成されるRome委員会により制定される。Rome委員会は、1996年に「機能性消化管障害診断のための作業部会」として組織され、世界的な活動の拡大を反映して2003年にRome財団が設立された。Rome財団は、機能性消化管障害に関する研究と診療についての知識向上を使命として継続的に活動しており、学術機関、研究者や臨床医、医薬品監督官庁、製薬会社、連邦研究機関からの支援を受けて活動を続けている。

　Rome Ⅳ基準では、機能性腸障害の病型分類として6つの疾患群に分類された（図1）。その中で機能性便秘の診断基準が図2のようにされた。この基準は、週に3回以上便が出ない人は腹部膨満感、腹痛や硬便による排便困難に悩むことが多く、排便時に4回に1回より多い頻度で排便困難感や残便感を感じる人は何らかの治療を要することが多いというデータをもとに設定された。単に排便回数の減少のみでは便秘症の診断にはならず、排便困難感や残便感といった他の便秘症状があって初めて便秘症となること、また、排便回数が十分でも便排出障害の症状が複数あれば便秘症の診断となる。一方、このRome Ⅳ基準では、過敏性腸症候群を機能性便秘から除外し、別項目として独立した疾患として扱われている。これは研究目的で対象としての疾患を選別する際、その違いをはっきりとさせる目的のためである。『慢性便秘症診療ガイドライン2017』では、慢性便秘症と過敏性腸症候群との鑑別を明確にすることは困難でもあり、また必要もないと考えられることより、Rome Ⅳ基準に記載されている「過敏性腸症候群の基準を満たさない」と「下剤を使用しない時に軟便になることは稀である」の条件は除外されている（図3）。

　Rome Ⅳ基準ではオピオイド誘発性便秘についても診断基準も示されている（図4）。

C1.	過敏性腸症候群	Irritable bowel syndrome（IBS）
C2.	機能性便秘	Functional constipation
C3.	機能性下痢	Functional diarrhea
C4.	機能性腹部膨満／膨隆	Functional abdominal bloating/distension
C5.	非特異機能性腸障害	Unspecified functional bowel disorder
C6.	オピオイド誘発性便秘	Opioid-induced constipation

図1．機能性腸障害の病型分類（Rome IV）［文献1より作成］

6ヶ月以上前から症状があり、最近3ヶ月間は下記3項目の基準を満たしている

1．以下の症状の2つ以上がある注）

a. 排便の25%より多くいきみがある

b. 排便の25%より多く兎糞状便または硬便がある

c. 排便の25%より多く残便感がある

d. 排便の25%より多く直腸肛門の閉塞感あるいはつまった感じがある

e. 排便の25%より多く用手的に排便促進の対応をしている（摘便、骨盤底圧迫など）

f. 排便回数が週に3回未満

2．下剤を使わない時に軟便になることは稀

3．過敏性腸症候群（IBS）の診断基準を満たさない

注）臨床試験の場合、機能性便秘とオピオイド誘発性もしくはそれ以外の便秘との鑑別は困難であるため、
　　慢性便秘症の基準を満たしていても機能性便秘と確定診断するべきではない。

図2．機能性便秘の診断基準（Rome IV）［文献1より作成］

1. 「便秘症」の診断基準

以下の6項目のうち、2項目以上を満たす

a. 排便の4分の1超の頻度で、強くいきむ必要がある

b. 排便の4分の1超の頻度で、兎糞状便または硬便（BSFS[※]でタイプ1か2）である

c. 排便の4分の1超の頻度で、残便感を感じる

d. 排便の4分の1超の頻度で、直腸肛門の閉塞感や排便困難感がある

e. 排便の4分の1超の頻度で、用手的な排便介助が必要である（摘便・会陰部圧迫など）

f. 自発的な排便回数が、週に3回未満である

2. 「慢性」の診断基準

6ヶ月以上前から症状があり、最近3ヶ月間は上記の基準を満たしていること

※BSFS：ブリストル便形状スケール

図3. 慢性便秘症の診断基準（慢性便秘症診療ガイドライン2017）
[文献1を参考に日本消化器病学会関連研究会 慢性便秘の診断・治療研究会で作成したものを引用]

1. オピオイド治療を開始、変更、あるいは増量することにより、新規あるいは悪化する便秘症状が下記の2項目以上を示す

a. 排便の25%より多くいきみがある

b. 排便の25%より多く兎糞状または硬便がある

c. 排便の25%より多く残便感がある

d. 排便の25%より多く直腸肛門の閉塞感あるいはつまった感じがある

e. 排便の25%より多く用手的に排便促進の対応をしている（摘便、骨盤底圧迫など）

f. 排便回数が週に3回未満

2. 下剤を使わない時、軟便は稀

図4. オピオイド誘発性便秘の診断基準（Rome Ⅳ）[文献1より作成]

便秘症の検査

慢性便秘症の患者に対して大腸内視鏡検査を実施すべきかについては、病歴、身体所見から警告徴候の有無を確認することが重要である（図5）。大腸癌を見落とさないようにしておくことが極めて重要であり、図6に示すような項目が一つでもある場合には、特に50歳以上で大腸がんスクリーニング検査未経験に対しては、大腸内視鏡検査を強く勧めるべきである。『慢性便秘症診療ガイドライン2017』では、「警告症状」として、排便習慣の急激な変化、予期せぬ体重減少、血便、腹部腫瘤、腹部波動、発熱、関節痛、「危険因子」として50歳以上での発症、大腸器質的疾患の既往歴、大腸器質的疾患の家族歴が挙げられている。

機能性便秘の診断においては、大腸通過時間の測定が必要であるが、放射線不透過マーカー、大腸シンチグラフィ、Wireless motility capsuleの全てが日本では未承認、保険未適応である（図7）。

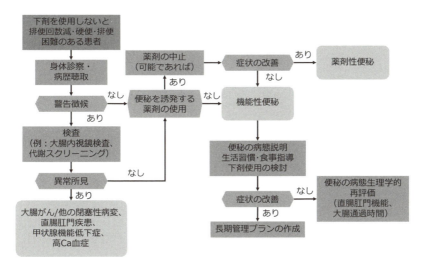

図5．慢性便秘の診断アルゴリズム（Rome Foundation）［文献2より作成］

下記のような症状を伴う場合は、器質的疾患による便秘の可能性がある。
便秘の原因となる異常を調べるため、大腸内視鏡検査などの精密検査を受ける必要がある。

- ☐ 便柱径の変化
- ☐ 便潜血反応陽性
- ☐ 鉄欠乏性貧血
- ☐ 腸管閉塞症状
- ☐ 50歳以上で大腸がんスクリーニング検査未経験
- ☐ 急な便秘症状の発症
- ☐ 直腸出血
- ☐ 直腸脱
- ☐ 体重減少

図6．便秘の警告徴候［文献3より作成］

	放射線不透過 マーカー[※1]	大腸 シンチグラフィ[※1]	Wireless Motility Capsule[※1]
臨床的 エビデンスレベル	+++	+++	+++
手順の標準化度合い	+	++	+++
正確かつ定量的な 評価の可否	+ or ++ [※2]	+++	+++
入手の容易さ	+++	+	++
専門的トレーニングの 必要性	++	+++	++
患者の不便さ （検査の回数・所要時間）	+ or ++ [※2]	+++	++
患者の忍容性 （検査の不快さ）	+++	+++	+++
放射線への被ばく	+ or ++ or +++ [※2]	++	- or + [※3]
費用	+	++	++

※1：国内未承認、保険未適応　※2：手技者の技能による　※3：カプセルの腸管内滞留が疑われる場合

図7．大腸通過時間測定法とその評価［文献4より作成］

おわりに

　今回のガイドラインの出版により、これまで統一されたものがなかった便秘の定義を本来体外に排出すべき糞便を十分量かつ快適に排出できない状況とし、その分類が従来使用されてきたものから国際的に使用されている分類へと変更された。これらの分類のいずれに該当するかを考慮するにあたり、便秘症状の原因や病態を考える補助となり、より良い治療へのアプローチとなる。しかし、明確な分類をするためには、保険収載されていない放射線不透過マーカーを使用した大腸通過時間検査やまだ一般的とはいえない排便造影検査、バルーン排出検査などの検査が必要となり、まだまだ課題として残っている。また、治療に関しても薬剤を含め、エビデンスレベルの高いものは少ないため、今後のエビデンスの集積により、また充実したガイドラインへと改訂されていくことが期待される。

参考文献

1）Lacy BE, et al. Bowel Disorders. Gastroenterology. 2016; 150: 1393-1407.
2）Spiller RC, et al. Bowel disorders. Am J Gastroenterol. 2010; 105: 775-785.
3）Lindberg G, et al.World Gastroenterology Organisation global guideline: Constipation-a global perspective. J Clin Gastroenterol. 2011; 45: 483-487.
4）Rao SS, et al. Evaluation of gastrointestinal transit in clinical practice: position paper of the American and European Neurogastroenterology and Motility Societies. Neurogastroenterol Motil. 2011; 23: 8-23.
- 日本消化器病学会関連研究会 慢性便秘の診断・治療研究会 編. 慢性便秘ガイドライン2017. 南江堂. 2017.
- 味村俊樹. 定義・分類・診断基準. 臨牀消化器内科. 2018; 33: 367-376.
- 尾髙健夫. 慢性便秘の定義と分類. 日本内科学会雑誌. 2019; 108: 10-15.

（鎌田 和浩）

1章　総論

便秘薬に頼る前に考える
ライフスタイル（食・運動など）

『慢性便秘症診療ガイドライン2017』の治療の項（▶P.22）において、まず「慢性便秘症に生活習慣の改善は有効か？」というClinical Questionが設けられ、それに対しステートメントとして「適切な食事や運動、腹壁マッサージは慢性便秘症の症状改善に有効であり行うことを提案する」とある。しかし、エビデンスレベルがCと低く、経験的には正しいと思われるが、いまだ生活習慣の改善と慢性便秘症の改善に関するエビデンスが少ないことがうかがえる。

慢性便秘症は、様々な原因で起こる病態であり、その背景には様々な疾患を合併していることが考慮されるが、生活習慣の改善に関してはどのような病態にも最初の治療のアプローチとして試されるべき治療である。残念ながら、生活習慣を画一的な治療としては施行できないため、それぞれに対象群を用いての臨床試験は困難であり、エビデンスレベルの高い研究報告はほぼないものの、副作用に関してもあまり考慮する必要はなく、便秘に対する基盤となりえる治療である。

ここでは、食事、運動といったライフスタイルと便秘症との関連について述べる。

食事

これまでに、一番多く便秘との関わりを指摘されているのは食物繊維である。食物繊維とは元来、ヒトの小腸では消化や吸収に抵抗する一方、大腸では完全にあるいは部分的に発酵される植物の可食部の炭水化物、あるいはそれに類似したものの一群である。多糖類・オリゴ糖・リグニン、それに関連する植物性物質が含まれる（図1）。食物繊維は、整腸作用、血液コレステロール低下作用、血糖値低下作用といった有益な生理作用を促進するとされている。食物繊維の推奨摂取量は、厚生労働省の指針では、1日あたり成人男性20g以上、成人女性18g以上となってはいるが、日本人の食物繊維の摂取量は年々減少しており、最近の調査によると、成人の1日あたりの食物繊維の摂取量は男女ともに15gほどに低下している。また、食の欧米化が進むことにより、若年者ではさらに摂取量が少なくなっている。

水溶性食物繊維	
水溶性ペクチン	果物、野菜、ジャム、マーマレードのねばねば成分
アルギン酸	昆布、ひじき、ワカメなどの褐藻類(海藻)のヌルヌル成分
カラギーナン	のり、天草(寒天)などの紅藻類(海藻)の成分
グアガム	大麦、豆、オーツ麦などの植物細胞に含まれる粘りけのある成分
グルコマンナン	こんにゃくの成分
不溶性食物繊維	
セルロース	野菜、豆類、穀類のふすま、米ぬかなどに豊富
ヘミセルロース	豆類、キャベツ、穀類のふすま、米ぬかなどに豊富
リグニン	ココア、豆類、人参、大根、穀類のふすま、米ぬかなどに豊富
不溶性ペクチン	野菜、果物などに豊富
キチン	海老やカニの殻などに豊富

図1. 食物繊維の分類とその含まれる食品 [文献1より作成]

　食物繊維には水溶性食物繊維、および不溶性食物繊維があり、水溶性食物繊維は、便に適度の粘性を与えることにより形状を整える。また、腸内細菌によって発酵され、短鎖脂肪酸が作成される。これらは生体内に取り込まれエネルギー源となったり、腸内細菌自体のエネルギーとなり、腸内細菌叢を整える役割を担っている。また、不溶性食物繊維は、便の水分を保持し、容積を増すことにより大腸に物理的な刺激を与え蠕動促進に働く。このように一般的には食物繊維の摂取不足は便秘の原因となると考えられているが、一方で慢性便秘症の改善と食物繊維の摂取量が常に相関しているわけではない。過剰な食物繊維の摂取は便秘型過敏性症候群の症状を有するような患者では増悪することもあり、食物繊維の摂取は、その摂取量が不足している患者のみ有効であるという研究結果もある。

　残念ながら、食物繊維の摂取量に関しては、摂取量の正確な測定、その他の便秘に直接関連するであろう因子の影響など臨床研究としてエビデンスの高い研究を計画するには様々な問題があり、今のところ健常人と便秘を持つ患者の食事内容の比較による食物繊維摂取量の検討や、食物繊維のサプリメントを付加した場合の便秘症状の改善といった研究が多い。日本人では小麦由来の食物繊維よりも米やおからを含む豆類由来の食物繊維が便秘予防に有効であるといった報告も存在するが、まだまだ詳細な検討は必要である。

腸管には、食事による摂取、胃液や胆汁といった消化液を含め1日約8〜10リットルの水分が流入し、そのうち6〜8リットルは小腸で、大腸より1〜2リットル吸収され、便が形作られる。最終的に、糞便として排出される水分は全体の1％程度である。水分摂取が便秘と関わることは想像するのはたやすく、特に硬便の便秘患者においては症状を改善することが想定されるが、水分摂取量と慢性便秘との関連については水分摂取が有効という報告はあるもののエビデンスレベルが高いものはない。便秘症の患者と健常人の水分摂取量を検討した複数の研究では、いずれもその摂取量に差はなく、高齢者を対象にした便秘と水分摂取量の検討においても特に有意な関連は認められなかった。

　しかし、高齢者は潜在的に水分摂取を控えていたりして、気温の高い夏場などは脱水になりやすい状況でもあり、慢性腎不全患者や慢性心不全患者のように水分制限が必要な病態でない限りは、水分摂取を促しても問題はないと考えられる。

　このように、食事や水分摂取に関しては、条件設定や倫理的な問題、コントロールスタディが施行しにくいということもあり、エビデンスの高い研究は少ない。また現時点では、慢性便秘に対する食事指導の有効性は確定しておらず、その食事指導に対しても保険収載されていない。今後、便秘症の関心が高まることにより、よりエビデンスの高い研究も可能となることを期待する。

運動

　適度な運動は、健康にとって有益であることに疑いはない。運動が排便を促進することは日常レベルで感じることも多く、自律神経系を刺激し、大腸運動が促進することが期待される。しかし、慢性便秘症に対しても効果はあると考えられているものの、食事と同様、エビデンスレベルは低い。

　日本での40歳以上を対象とした検討では、食事内容よりも運動の方が効果を認めている。運動量に関しては1日に4時間以上運動を行った際に便秘の改善に有効性を認めており、欧米では1日1時間のジョギングやサイクリングなどの中等度の運動で効果がみられたとの報告もされている。しかし、若年者の高度便秘症患者に対しての運動量増加での便秘症の改善は効果がないという結果であった。

高齢者においては、やはり運動量と便秘との関連は強くなり、「運動量やうつと便秘症が関連するという報告」や、「歩行量が低下する、介助歩行者、車いす利用者、寝たきりの生活と運動量の低下に伴い便秘症のリスクは上昇するという報告」がある。しかし、高齢者では他疾患の合併による内服や認知機能の低下といった要素や、そもそも併存疾患により日常生活の活動性が低下していることもあり、運動量の増加に関しては生活環境の改良や維持といった目的でのリハビリという要素も強い。背伸びのような伸身姿勢と膝を抱え込むような屈伸姿勢を腹臥位と背臥位で交互に繰り返す体幹屈伸運動も排便促進に良いといわれている。腹筋や腸腰筋の筋力低下によっても排便機能が低下すると考えられ、このような部位を動かすことは便秘予防にもつながると考えられる。

　高齢者では、運動自体が困難なことも多いため、蠕動刺激の方法として腹部マッサージが行われていることも多い。腹部マッサージは便秘症の患者に以前より推奨されており、特別な訓練なども必要ないため経験的に行っている患者も多い。1日15分、週5回の腹部マッサージが慢性便秘の症状改善に有効であったとするランダム化比較試験が報告されている。また、そのほかにも、腹部マッサージが便秘に対し有効であったという報告は散見されるが、このようなマッサージに関しても、どのように行うのが至適であるのかということに関しては、明らかなものはない。運動よりも手軽で、寝たきりであっても家族など介助者にも行うことが可能で、副作用の考慮も必要ないことが大きなメリットである。日本では、経験的には大腸の蠕動走行に沿って、「の」の字を描くように手を動かしマッサージを行う方法が広く受け入れられている（図2）。

図2．腹部マッサージ

> **排便習慣**

　慢性便秘症の患者は、排便のリズムが不規則になっていることが多い。排便障害のない人の多くは、毎日同じ時間に排便し、それが日常的な習慣となっている。便秘患者の中には、便意が減弱している場合もあり、決まった時間にトイレに行く習慣をつけることがアプローチとなる。まずは、朝食をしっかり取るようにし、食後にトイレに行くように指導する。また、外出の際などで便意を我慢しすぎることが続くと、便意が減弱してしまうため便意があった際には我慢せず排便するように習慣付ける。

　以前は、日本では和式トイレが多かったため、排便の際には自然と蹲踞の姿勢となり、考えずとも自然と排便に適した姿勢になっていたが、洋式トイレでは排便に重要である直腸と肛門の角度である直腸肛門角が鋭角となったままであるため、前かがみ姿勢を取り、ひざの位置をより高くするため、かかとを浮かせたり、足の下に台を置いたりして、直腸肛門角を鈍化することで排便が容易となる（図3）。最近では、そのための足置き台も市販されている。

和式トイレ

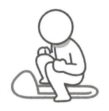

和式トイレでは排便時にしゃがむため自然と直腸肛門角が鈍角となる

洋式トイレ

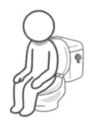 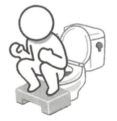

洋式トイレでは通常便座に座っただけでは、大腿と背筋が直角に近くなり直腸肛門角も鋭角になってしまうため排便に適さない（左図）。前かがみとなり、足の下に台を置くことによってよりしゃがんだ姿勢に近くなり、直腸肛門角が鈍角となる（右図）。

図3．排便姿勢の違い

おわりに

　ここで述べた生活習慣と慢性便秘の関連は、その改善により便秘症状も改善は期待できるが、残念ながらいずれもエビデンスレベルの低い報告しかない。ただし、実臨床の場では以前より広く実践されていることも多く、患者自身も医療者が生活習慣の改善の話をする前に、インターネットをはじめとした様々なメディアを通じて情報を仕入れ実践していることも多い。重篤な疾患の合併例を除けば食事や運動に関して習慣改善の実践は副作用を考える必要はなく、試されるべきことと考えられる。しかし、それゆえに様々な独自の方法があふれている現状でもあり、今後エビデンスレベルの高い臨床研究が望まれる。

参考文献

1）内藤裕二. 便秘を解消する. White. 2017; 5: 24-28.
- 中川義仁, 他. 慢性便秘の生活指導, 食事指導のポイントと注意点 - ポリファーマシー予防の観点から. 月刊薬事. 2017; 59: 2215-2218.
- 大熊幹二. 生活へのアプローチ〜タイミング, 姿勢, 運動も大切です！Gノート. 2017; 4: 725-730.
- 尾髙健夫. 治療（1）生活習慣. 臨牀消化器内科. 2018; 33: 393-398.

（鎌田 和浩）

1章　総論

5　腸内細菌叢と便秘症

　ヒトの消化管には約1000種類以上の細菌が100兆個以上存在し、我々の身体の遺伝子数を遥かに凌駕する遺伝子数が存在することが知られている。近年の細菌叢解析手法の進歩には、長きにわたって用いられてきた培養法から、次世代シーケンサーを用いた16S rRNA塩基配列を解析する方法が開発され、腸内細菌叢の菌叢構成を明らかにすることができるようになってきたことが研究の進歩に大きく寄与している。この腸内細菌叢解析を通じて、腸内細菌叢構成の異常が様々な疾病の発症・進展に関係することが明らかとなってきた。疾病や健康状態との関連が明らかとなりつつある腸内細菌叢であるが、便秘症についても知見が積み重ねられつつある[1)2)]。

ブリストル便形状スケールからみた腸内細菌叢

　小児期の慢性便秘症患者を対象とした16S rRNAシーケンス解析を用いた腸内細菌叢解析では、健常人と比較してBacteroidetes門が有意に減少し、Firmicutes門が増加傾向であることが示されている[3)]。減少するBacteroidetes門の中ではPrevotellaceae科が便秘症で著明に減少しており、増加するFirmicutes門の中では*Blautia*属、*Coprococcus*属、*Ruminococcus*属、*Faecalibacterium*属が増加しており、*Coprococcus*属や*Faecalibacterium*属は酪酸産生菌として知られていて、慢性便秘症患者では短鎖脂肪酸、特に酪酸が増加している可能性が高いと推察された。

　また、便性状からみた腸内細菌叢解析結果も報告されている。便性状の分類には、視覚的に便性状を7段階に分類するブリストル便形状スケール（Bristol stool form scale (BSS)）（▶P.14）が汎用されている[4)]。これらの便性状は腸管通過時間を反映していることが明らかとなっており[5)6)]、便回数頻度と合わせて腸管運動機能を推定するのに役立つ指標となっている。多くの報告で、1型と2型は便秘を示唆し、3・4・5型は正常範囲内とみなされ、6型と7型は下痢に関連しているとされている。日本において発刊された『慢性便秘症診療ガイドライン2017』においても、慢性便秘症の診断基準では排便の4分の1を超える頻度で1と2を呈する便が認められることが項目の一つとなっている[7)]。

Vandeputteら[8]は、腸管通過時間が延長している機能性便秘症と考えられる硬便のBSS 1・2型では、腸内細菌叢の多様性（細菌叢の豊富さ、均等度）が亢進すること、*Prevotella*属が著明に低下することを報告している。彼らの研究は若中年層の欧米女性という限られた対象集団の解析となっているが、腸内細菌叢構成は人種や国（地域）によっても大きく異なることも明らかとなっている。特に、Nishijimaら[9]は、日本人の腸内細菌叢は世界のどの国とも距離を置く特徴的な細菌叢構成を有していることを報告しており、腸内細菌研究において日本人を対象とした解析データの蓄積は重要であると考えられる。

　最近、277名の日本人健常人の腸内細菌叢に対して16S rRNA V3-V4シーケンス解析を実施し、BSSとの関連についての解析を報告した[10]。日本人の腸内細菌叢は、Actinobacteria、Bacteroides、Firmicutes、Proteobacteriaの4門が90％以上を占める主要な門であり、BSS分類によって門レベルでの大きな変化は認めなかった。興味深いことに菌叢構成の多様性（β多様性）について男女差を認め、属レベルでの解析では*Prevotella*属、*Meganomonas*属、*Fusobacterium*属、*Megasphaera*属が男性に優位な菌であり、*Bifidobacterium*属、*Ruminococcus*属、*Akkermansia*属が女性に優位な菌であった。さらに、腸内細菌叢とBSSとの関連を解析した結果、多様性（細菌叢の豊富さ、均等度）については、男女ともに便性状において明らかな差異は認められなかったが、属レベルの腸内細菌叢解析結果では、男性の軟便傾向の便（loose: BSS 5・6）で*Fusobacterium*属、*Bilophila*属が有意に増加し、硬便傾向の便（hard: BSS 1・2）で*Oscillospira*属が増加していた。*Bifidobacterium*属は平均して10％を占める日本人女性に多い特徴的善玉菌であるが、全体で見ても便秘傾向の便（hard: BSS 1・2）で増加しており、その傾向は女性でより顕著であった（図1）。

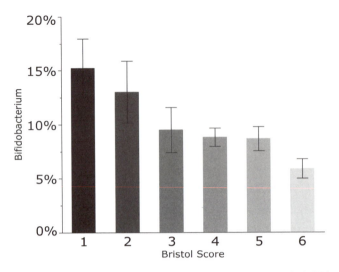

健常女性131名のブリストル便形状スケールと*Bifidobacterium*属の相関を見ると、スコア1・2の便秘傾向ほど*Bifidobacterium*属の占有率が高い。

図1. 便秘傾向に*Bifidobacterium*が多い？ ［文献10より作成］

粘膜関連細菌叢と便秘症

　近年、糞便の細菌叢に比較して粘膜上皮近く、主に粘液層に存在する粘膜関連細菌叢の解析の重要性が指摘されている。粘膜関連細菌がより直接的にあるいはより高濃度の代謝物によって粘膜層に影響しうると考えられ、生検組織、粘液層ブラシ採取検体を用いた16S rRNAメタゲノム解析が可能となっている[11]。健常人においては、同一個人の下部消化管における門、属レベルでの粘膜関連細菌叢は極めて類似しており、個人間の差異が大きいことも明らかになっている[12]。Parthasarathyらは便秘症女性患者の粘膜関連細菌叢について報告しており、Bacteroidetes門が増加していることが特徴であり、Bacteroidetes門の中ではlavobacteriaceae科の増加、Odoribacteraceae科の減少などが明らかにされた[13]。上皮機能変容薬として位置づけられる便秘治療薬ルビプロストン（アミティーザ®）は腸管粘膜上皮に作用して、水分分泌を刺激するだけでなく、粘液分泌も亢進させ粘膜関連細菌叢にも影響を与えるようであり[14]、同時に粘膜バリア機能にも好影響を与えていることも明らかとなっ

ている[15]。ルビプロストンには、腸内細菌叢構成の変容作用やバリア機能調整作用を介して、便秘治療薬としてのみならず種々の効果を有する可能性があり、興味深い知見である。

糞便移植からみた便秘症患者の腸内細菌叢

　無菌マウスに微生物叢を移植してノトバイオートマウスを作成し、その微生物叢の生体における役割を解析する実験手法が確立されている。慢性便秘患者の糞便を無菌マウスに移植し、腸管運動、排便生理に与える影響も研究され始めている。Geら[16]は結腸通過時間遅延型慢性便秘症患者と健常人の糞便を移植したノトバイオートマウスによる解析結果を報告している。健常人と慢性便秘症患者の糞便解析では、健常人に比較して慢性便秘症患者では菌数、多様性が高い結果であったが、慢性便秘症患者の糞便を無菌マウスに移植した結果、健常人の糞便を移植された無菌マウスに比較して、糞便回数、糞便水分量、全消化管通過時間、大腸通過時間が有意に低下していた。電気生理学的分析においても、蠕動頻度には影響しないが、便秘症患者糞便由来ノトバイオートマウスでは最大振幅が減少し、蠕動の強度が低下することが観察されている。興味深いことに、本研究では大腸内代謝物が分析されており、便秘症患者糞便由来ノトバイオートマウスでは、短鎖脂肪酸（酪酸）、二次胆汁酸（デオキシコール酸、リトコール酸）の低下が認められ、短鎖脂肪酸（酪酸）、二次胆汁酸（デオキシコール酸）の補充投与により便秘症患者糞便由来ノトバイオートマウスの糞便回数が改善し、腸管蠕動も正常化することが報告された。胆汁酸の欠乏が大腸通過時間遅延型便秘につながること、二次胆汁酸は腸内細菌叢の作用により一次胆汁酸から生成されることから、また、回腸末端での胆汁酸の再吸収に関わる胆汁酸トランスポーターの機能を阻害する薬剤（エロビキシバット：グーフィス®）がすでに慢性便秘症治療薬として使われていることからも、腸内細菌叢−胆汁酸を介した腸管蠕動調整機構の理解は重要である。

　慢性便秘症患者に対する糞便移植の結果についても報告されており、腸管通過時間遅延型慢性便秘症を通常治療群と糞便移植群（24歳健常ボランティアからの糞便移植）に割り付けた検討結果では、通常治療群に対して糞便移植群では、排便回数、便スコア、腸管通過時間などが有意に改善しており、臨床的治癒率は有意に高かった[17]。日本からも過敏性腸症候群を対象とした糞便移植の結果が報告されており、10名のIBS患者に糞便移植を行い、6名に臨床的効果が見られ、BSS 1の2名はともにBSS

4に改善していた[18]。ドナーの腸内細菌叢の解析から、*Bifidobacterium*属の存在が有効性の予測になる可能性が報告されている。この結果は、前述の筆者達の解析結果で、日本人の糞便中*Bifidobacterium*属の割合は比較的多いこと、BSSとの比較では、*Bifidobacterium*属の割合はBSS 1・2の硬い便傾向の人、特に女性に高頻度であったことと一致する結果と考えられた。

おわりに

　腸内細菌叢解析により慢性便秘症患者における特異な腸内細菌叢が明らかにされつつあり、さらに、これらの腸内細菌叢を介した短鎖脂肪酸や胆汁酸代謝を含めた腸内環境の一端が解き明かされつつある。発酵性の高い水溶性食物繊維などの食事成分による便秘症状改善効果をみた研究[19]などからも、慢性便秘症と腸内細菌叢や腸内環境との関連が明らかにされつつある。腸内細菌叢研究は欧米などが先行している研究分野ではあるが、日本人は世界のどの国とも距離を置く特徴的な細菌叢であることから、日本人を対象とした腸内細菌叢、腸内環境の解析が継続的に必要である。

参考文献

1）内藤裕二, 他. 慢性便秘症と腸内細菌学. 日本消化器病学会雑誌. 2018; 115: 940-949.

2）髙木智久, 他. 日本人健常成人における便性状からみた腸内細菌叢.「特集：機能性食品と腸内細菌・腸内環境」機能性食品と薬理栄養. 日本機能性食品医用学会誌. 2018; 12: 54-59.

3）Zhu L, et al. Structural changes in the gut microbiome of constipated patients. Physiol Genomics. 2014; 46: 679-686.

4）Heaton KW, et al. Defecation frequency and timing, and stool form in the general population: a prospective study. Gut. 1992; 33: 818-824.

5）Degen LP, et al. How well does stool form reflect colonic transit? Gut. 1996; 39: 109-113.

6）Longstreth GF, et al. Functional bowel disorders. Gastroenterology. 2006; 130: 1480-1491.

7）日本消化器病学会関連研究会 慢性便秘の診断・治療研究会 編. 慢性便秘症診療ガイドライン2017. 南江堂. 2017.

8) Vandeputte D, et al. Stool consistency is strongly associated with gut microbiota richness and composition, enterotypes and bacterial growth rates. Gut. 2016; 65: 57-62.

9) Nishijima S, et al. The gut microbiome of healthy Japanese and its microbial and functional uniqueness. DNA Res. 2016; 23: 125-133.

10) Takagi T, et al. Differences in gut microbiota associated with age, sex, and stool consistency in healthy Japanese subjects. J Gastroenterol. 2019; 54: 53-63.

11) Nishino K, et al. Analysis of endoscopic brush samples identified mucosa-associated dysbiosis in inflammatory bowel disease. J Gastroenterol. 2018; 53: 95-106.

12) Kashiwagi S, et al. Mucosa-Associated Microbiota in the Gastrointestinal Tract of Healthy Japanese Subjects. Digestion. 2019; 5: 1-14.

13) Parthasarathy G, et al. Relationship Between Microbiota of the Colonic Mucosa vs Feces and Symptoms, Colonic Transit, and Methane Production in Female Patients With Chronic Constipation. Gastroenterology . 2016; 150: 367-379.

14) Keely S, et al. Activated fluid transport regulates bacterial-epithelial interactions and significantly shifts the murine colonic microbiome. Gut Microbes. 2012; 3: 250-260.

15) Kato T, et al. Lubiprostone improves intestinal permeability in humans, a novel therapy for the leaky gut: A prospective randomized pilot study in healthy volunteers. PLoS One. 2017; 12: e0175626.

16) Ge X, et al. Potential role of fecal microbiota from patients with slow transit constipation in the regulation of gastrointestinal motility. Sci Rep. 2017; 7: 441.

17) Tian H, et al. Fecal microbiota transplantation in patients with slow-transit constipation: A randomized, clinical trial. PLoS One. 2017; 12: e0171308.

18) Mizuno S, et al. Bifidobacterium-Rich Fecal Donor May Be a Positive Predictor for Successful Fecal Microbiota Transplantation in Patients with Irritable Bowel Syndrome. Digestion. 2017; 96: 29-38.

19) Inoue R, et al. Dietary supplementation with partially hydrolyzed guar gum helps improve constipation and gut dysbiosis symptoms and behavioral irritability in children with autism spectrum disorder. J Clin Biochem Nutr. 2019; 64: 217-223.

（髙木 智久）

1章　総論

6 便秘薬の分類

慢性便秘症治療薬とエビデンス

　ここでは、筆者自身の反省も含めて、現状における慢性便秘症のエビデンスからみた各種ガイドラインを紹介し、その後、国内で使用されている慢性便秘症治療薬（医療用医薬品に限る）について、概要をまとめた（図1）。日本においては2017年10月に慢性便秘症に関する診療ガイドライン『慢性便秘症診療ガイドライン2017』が発刊されているので、その内容についても随時紹介する。

　2011年発刊された世界消化器病学会（World Gastroenterology Organization:WGO）のガイドライン（以下、『WGOガイドライン2011』と略す）では、便秘治療を第一段階から第三段階に分けて提案している。まず、便秘治療を開始する際には、第一段階として以下が推奨されている。

> **便秘診療の第一段階**
> ● 生活習慣と食事指導。
> ● 便秘を誘発する薬剤の中止または減量。
> ● 食物繊維または膨張性下剤の投与。
>
> ※ 食物繊維の段階的増量（食事またはサプリメント）や水分摂取が一般的に推奨される。

分類		製品名	一般名
1）膨張性下剤		バルコーゼ®顆粒	カルメロースナトリウム
		コロネル®錠・細粒	ポリカルボフィル
		ポリフル®錠・細粒	カルシウム
2）浸透圧性下剤	a. 塩類下剤	マグミット®錠・細粒 酸化マグネシウム 錠・細粒	酸化マグネシウム
		ミルマグ®錠・内用懸濁液	水酸化マグネシウム
		炭酸マグネシウム	炭酸マグネシウム
	b. 糖類下剤	ラグノス®NF 経口ゼリー	ラクツロース
		モニラック®・シロップ モニラック®原末	ラクツロース
		モビコール® 配合内用剤	マクロゴール4000 （ポリエチレングリコール 4000）
3）刺激性下剤	a. アントラ キノン系	プルゼニド®錠 センノシド錠	センノシド
		アローゼン®顆粒 ピムロ®顆粒	センナ・センナジツ
	b. ジフェノール 系	ラキソベロン®錠・ 内用液	ピコスルファート ナトリウム水和物
4）上皮機能変容薬		アミティーザ®カプセル	ルビプロストン
		リンゼス®錠	リナクロチド
5）胆汁酸トランスポーター阻害剤		グーフィス®錠	エロビキシバット
6）消化管運動賦活薬		ガスモチン®錠・散	モサプリドクエン酸 塩水和物
7）末梢性オピオイド受容体拮抗薬		スインプロイク®錠	ナルデメジントシル酸塩
8）坐剤・浣腸		テレミンソフト®坐薬	ビサコジル
		新レシカルボン®坐剤	炭酸水素ナトリウム・ 無水リン酸二水素 ナトリウム配合剤
		グリセリン浣腸液	グリセリン
9）造影補助剤		D-ソルビトール経口液 D-ソルビトール内用液	D-ソルビトール
10）漢方薬		大建中湯 大黄甘草湯 麻子仁丸	

図1．慢性便秘症の治療薬一覧

このように第一段階として食物繊維や水分摂取を増やすなどの生活習慣を改善し、薬物療法としては膨張性下剤の使用が推奨されている。なぜ、初期治療として生活習慣の改善と並んで膨張性下剤が推奨されているのかに関しては、現在までに生活習慣や食生活に関するエビデンスが少なく、海外では比較的安全性が高く、緩徐に作用する特徴を有する膨張性下剤を初期から使用するよう推奨されているものと考えられる。国内で使用可能な膨張性下剤はカルメロースナトリウム（バルコーゼ®顆粒、▶P.48）とポリカルボフィルカルシウム（コロネル®錠・細粒、ポリフル®錠・細粒、▶P.49）の2つだけであるが、後者は「便秘症」に対する効能がない。日本の『慢性便秘症診療ガイドライン2017』では、膨張性下剤は、推奨の強さ2、エビデンスレベルCにとどまっていて、海外での『WGOガイドライン2011』ではメチルセルロース、ポリカルボフィルカルシウムの推奨レベルⅢ、エビデンスグレードC（図2）と評価は高くない。

分類	代表的な薬剤	推奨レベル	エビデンスグレード
膨張性下剤	Psyllium[※1]	Ⅱ	B
	ポリカルボフィルカルシウム[※2]	Ⅲ	C
	Bran[※1]	Ⅲ	C
	メチルセルロース[※3]	Ⅲ	C
浸透圧性下剤	ポリエチレングリコール[※4]	Ⅰ	A
	ラクツロース[※5]	Ⅱ	B
湿潤性下剤	ジオクチルソジウムスルホサクシネート	Ⅲ	C
刺激性下剤	ビサコジル	Ⅱ	B
	ピコスルファートナトリウム	Ⅱ	B
	センナ	Ⅲ	C
その他	Prucalopride[※1]	Ⅰ	A
	ルビプロストン	Ⅰ	A
	バイオフィードバック療法（便排出障害に対して）	Ⅰ	A
	リナクロチド	Ⅱ	B
	外科手術（高度の結腸無力症に対して）	Ⅱ	B

※1：国内未承認　※2：国内で便秘症の適応はない　※3：国内ではカルボキシメチルセルロースが承認されている
※4：国内でのポリエチレングリコール含有製剤の適応は製品により異なる　※5：国内での適応は製品により異なる

図2. 便秘治療薬の推奨レベルとエビデンスグレード
[Lindberg G, et al. World Gastroenterology Organization global guideline: Constipation - a global perspective. J Clin Gastroenterol. 2011 . 45: 483-487. より作成]

『WGOガイドライン2011』では、第1段階の治療を行っても効果が不十分である場合には、第二段階として、以下が推奨されている。

便秘診療の第二段階
- 浸透圧性下剤の投与。
- ポリエチレングリコール、ラクツロースはエビデンスを有する。
- 新薬のルビプロストン、リナクロチドは小腸からの水分分泌を促して便の水分含有量を増加させる。
- Prucaloprideは欧州で認可されている。

浸透圧性下剤としては、塩類下剤と糖類下剤がある。塩類下剤には、酸化マグネシウム（マグミット®、酸化マグネシウムなど）、水酸化マグネシウム、炭酸マグネシウムがあり、糖類下剤にはラクツロース（ラグノス®用NF経口ゼリー、モニラック®・シロップ、モニラック®原末）、ポリエチレングリコール（モビコール®配合内用剤）がある。国内においては、酸化マグネシウムが便秘治療薬の第一選択薬として広く使用され、日本の『慢性便秘症診療ガイドライン2017』でも推奨の強さ1（強い推奨）、エビデンスレベルA（質の高いエビデンス）として評価されている。しかしながら、『WGOガイドライン2011』では、酸化マグネシウムの記載はなく、浸透圧性下剤としては、ラクツロースとポリエチレングリコールの2つが推奨され、エビデンスグレードⅡとⅠ、推奨レベルBとAとされている。欧米ではマグネシウム製剤と心血管イベントの関連が注目され、日本とは異なり積極的な使用状況にはない。また、酸化マグネシウムによる高マグネシウム血症の報告例があり、注意が喚起されている。血清マグネシウムのモニタリングが推奨されているが、そもそも腎機能が低下した（eGFR30未満）症例に使用しないことが重要である。この点は、日本老年医学会の『高齢者の安全な薬物療法ガイドライン2015』でも指摘されている。さらに、最近、「高齢者の医薬品適正使用の指針」（平成30年5月29日付 医政安発0529第1号・薬生安発0529第1号）が発表され、医療サイドに強い指針が示されている。マグネシウム製剤に対して、以下のような留意点が示された。

> **【高齢者で汎用される緩下剤（マグネシウム製剤）の基本的な留意点】**
> - マグネシウム製剤（酸化マグネシウム）は浸透圧下剤として用量調節しやすく、頻用されているが、高齢者は腎機能が低下しており、高マグネシウム血症に注意が必要である。
> - マグネシウム製剤を使用する場合は、低用量から開始し、高用量の使用は避ける。定期的に血清Mg値を測定し、高マグネシウム血症の症状である悪心・嘔吐、血圧低下、徐脈、筋力低下、傾眠などの症状がある場合はマグネシウム製剤の中止と受診を勧める。
> - マグネシウム製剤は、フルオロキノロン系・テトラサイクリン系抗菌薬などの吸収を低下させるため、これらの薬剤との服用間隔を2時間程度空ける必要がある。

　いずれにしても、国内では浸透圧性下剤が2種類使用できるようになり、ラクツロース（ラグノスNF®経口ゼリー、▶P.54）とマクロゴール4000（モビコール®配合内用剤、▶P.57）の登場により、より安全性、有効性、エビデンスレベルの高い薬剤の使用が始まっている。特にマクロゴール4000（ポリエチレングリコール）は、『WGOガイドライン2011』では、エビデンスグレードⅠ、推奨レベルAと位置づけられ、小児、成人を含めた治療の標準薬となると考えられている。

　上皮機能変容薬に分類されるルビプロストン（アミティーザ®カプセル、▶P.65）、リナクロチド（リンゼス®錠、▶P.67）は、欧米での使用経験が豊富であり、小腸からの水分分泌を促して便の水分含有量を増加させる。ルビプロストンは最近になり12μgのカプセルが追加され、24μg/日から48μg/日まで調節が可能である。『慢性便秘症診療ガイドライン2017』では、ルビプロストンは「慢性便秘症に対して上皮機能変容薬は有用であり、使用することを推奨する。ただし、ルビプロストンは妊婦には投与禁忌であり、若年女性に生じやすい悪心の副作用にも十分に注意する必要がある」とステートメントされ、推奨の強さ1、エビデンスレベルAとなっている。日本での発売も6年以上が経過し、ルビプロストンの薬理作用には、小腸水分泌亢進作用以外に、粘液分泌亢進作用、腸管バリア修復作用、腎不全モデル動物での腎保護作用などが報告され、多様な作用点が注目されている。また、『パーキンソン病診療ガイドライン2018』（日本神経学会）でも、日本で使用可能な薬剤の中では、パーキンソン病を対象とした治療エビデンスを有する薬剤であると記載され、推奨されている。

　『WGOガイドライン2011』では、第二段階で効果が不十分である場合には、第三段階として、以下の治療が推奨されている。

> **便秘診療の第三段階**
> ● 刺激性下剤、浣腸、消化管運動賦活薬の投与。
> ● 刺激性下剤は頓用使用のみで、経口または坐剤として投与され大腸運動を促進する。
> ● 消化管運動賦活薬は連用使用で大腸運動を促進する。

　刺激性下剤はこれまで国内で頻用かつ過剰投与されてきたことが知られている。アントラキノン系としてセンノシド（▶P.60）、センナ（▶P.61）、大黄（大黄はセンノシドを高含有する）、ジフェノール系としてピコスルファートナトリウム（ラキソベロン®錠・内用液、▶P.62・63）、ジフェニルメタン系としてビサコジル（テレミンソフト®坐薬、▶P.74）がある。『慢性便秘症診療ガイドライン2017』では、「慢性便秘症に対して、刺激性下剤は有効であり、頓用または短期間の投与を提案する」とされ、推奨の強さ2、エビデンスレベルBとされた。『WGOガイドライン2011』でも刺激性下剤に対しては、ピコスルファートナトリウムの推奨レベルⅡ、エビデンスグレードB、センナの推奨レベルⅢ、エビデンスグレードCと評価されている。「高齢者の医薬品適正使用の指針」においても、「刺激性下剤は長期連用により耐性が生じて難治性便秘に発展することがある。また、センナなどに含まれるアントラキノン誘導体は大腸運動異常や偽メラノーシスを引き起こす。刺激性下剤の使用は頓用にとどめるべきである」とその投与量、使用方法に指針が示されている。なお、『WGOガイドライン2011』では、消化管運動賦活薬として5HT$_4$刺激性の薬剤が推奨されているが、国内ではモサプリドクエン酸塩水和物（ガスモチン®錠・散、▶P.71）があるが、便秘症の効能はなく、使用が限られる。

　48ページ以降は、便秘薬の紹介に入る。便秘に関することを中心に紹介する。なお、各薬剤の詳細は、最新の医薬品添付文書などを参考にしてほしい。

❶ 膨張性下剤

膨張性下剤

カルメロースナトリウム

製品名	バルコーゼ® 顆粒75%
メーカー	エーザイ
剤型	白色〜帯黄白色の顆粒状細末

▶ **効能・効果**

便秘症

▶ **用法・用量**

カルメロースナトリウムとして、1日1.5〜6.0g（本剤2.0〜8.0g）を、多量の水とともに、3回に分割経口投与する。なお、年齢、症状により適宜増減する。

▶ **薬効メカニズム**

本剤は消化管でほとんど消化吸収されず、同時に服用した水とともに腸内で粘性のコロイド液となり、便塊に浸透して容積を増大させ、腸壁に物理的刺激を与えて無理なく排便させる。

▶ **臨床効果（治験成績）**

常習性および慢性便秘、術後の排便困難など898例を対象とした一般臨床試験において本剤の有用性が認められている。

▶ **使用上の注意点・特徴**

1. 多量（コップ1杯以上）の水とともに経口投与すること。

▶ **副作用と注意点**

総症例898例中、35例（3.90%）の副作用が報告されている。主なものは、悪心・嘔吐、腹部膨満感。

膨張性下剤（過敏性腸症候群治療剤）

ポリカルボフィルカルシウム

製品名	コロネル® 細粒83.3% コロネル® 錠500mg（アステラス製薬） ポリフル® 細粒83.3% ポリフル® 錠500mg（マイランEPD）
剤型	白色〜微黄白色の細粒（83.3％） 長径 約17.8mm、短径 約7.6mm、 厚さ 約5.9mm、重量 約785mg（500mg）

▶ **効能・効果**

過敏性腸症候群における便通異常（下痢、便秘）および消化器症状

▶ **用法・用量**

通常、成人にはポリカルボフィルカルシウムとして1日量1.5〜3.0g（錠：3〜6錠、細粒：1.8〜3.6g）を3回に分けて、食後に水とともに経口投与する。

▶ **薬効メカニズム**

本剤は胃内の酸性条件下でカルシウムを脱離してポリカルボフィルとなり、小腸や大腸などの中性条件下で高い吸水性を示し、膨潤・ゲル化する。下痢および便秘には消化管内水分保持作用および消化管内容物輸送調節作用により効果を発現すると考えられる。

▶ **臨床効果**（治験成績）

過敏性腸症候群の患者の便通異常（下痢、便秘）および消化器症状に対する一般臨床試験（投与期間：2週間〜3ヶ月）および二重盲検試験（投与期間：2週間）における本剤の承認用法用量1.5〜3.0g/日・分3の有効率（「改善」以上）は、63.5％（351/553例）であり、有効性が認められている。

▶ 使用上の注意点・特徴
1. 本剤による治療は対症療法である。
2. 症状の改善が認められない場合、長期にわたって漫然と使用しないこと（通常2週間）。
3. 活性型ビタミンD製剤、カルシウム剤、強心配糖体、抗生物質、胃酸分泌抑制薬などとの相互作用に注意。

▶ 副作用と注意点
承認時までの臨床試験では、751例中66例（8.79%）に、市販後の使用成績調査では、3096例中68例（2.20%）に臨床検査値異常を含む副作用が認められている。

❷ 浸透圧性下剤　a. 塩類下剤

浸透圧性下剤　塩類下剤

酸化マグネシウム

製品名	マグミット® 錠250mg、330mg マグミット® 細粒83% 酸化マグネシウム錠250mg、330mg 酸化マグネシウム細粒83%など
メーカー	吉田製薬、持田製薬、マイランEPDなど多数
剤型	細粒は1.0g包など 錠剤は 直径8mm、厚さ4.2mm、重量0.3g（250mg錠） 直径8.7mm、厚さ4.5mm、重量0.4g（330mg錠）など

▶ 効能・効果
便秘症、胃・十二指腸潰瘍、胃炎における制酸作用と症状の改善、尿路蓚酸カルシウム結石の発生予防

▶ 用法・用量
酸化マグネシウムとして、通常成人1日2gを食前または食後の3回に分割経口投与するか、または就寝前に1回投与する。

▶ 薬効メカニズム

酸化マグネシウムは腸内では難吸収性の重炭酸塩または炭酸塩となり、浸透圧維持のため腸壁から水分を奪い腸管内容物を軟化することにより緩下作用を現す。

▶ 臨床効果（治験成績）

酸化マグネシウム錠250mgを用い常習性便秘を対象とした2施設46例のクロスオーバー比較試験の臨床試験において、改善以上の改善率は87.0％（40/46）であった。酸化マグネシウム錠330mgを用い常習性便秘を対象とした2施設49例のクロスオーバー比較試験の臨床試験において、改善以上の改善率は93.9％（46/49）であった。

▶ 使用上の注意点・特徴

1. 細粒と錠剤の緩下作用は同等。
2. 本剤は吸着作用、制酸作用などを有しているので、他の薬剤の吸収・排泄に影響を与えることがある。
3. 高齢者では、高マグネシウム血症を起こし、重篤な転帰をたどる例が報告されているので、投与量を減量するとともに定期的に血清マグネシウム濃度を測定するなど観察を十分に行い、慎重に投与すること。
4. eGFR30未満の腎機能低下例には使用禁忌とされている。

▶ 副作用と注意点

1. 便秘症の患者では、腎機能が正常な場合や通常用量以下の投与であっても、重篤な転帰をたどる例が報告されているので留意すること。
2. 【重大な副作用】
   本剤の投与により、高マグネシウム血症が現れ、呼吸抑制、意識障害、不整脈、心停止に至ることがある。悪心・嘔吐、口渇、血圧低下、徐脈、皮膚潮紅、筋力低下、傾眠などの症状の発現に注意するとともに、血清マグネシウムの濃度の測定を行うなど十分な観察を行い、異常が認められた場合には投与を中止し、適切な処置を行うこと。
3. 承認時の常習性便秘を対象とした95例の臨床試験において、腹痛1例（1.1%）、軽度の下痢1例（1.1%）が認められ、9例（9.5%）に血漿中マグネシウム濃度の軽微な上昇が認められた。

浸透圧性下剤　塩類下剤

水酸化マグネシウム

製品名	ミルマグ® 錠350mg ミルマグ® 内用懸濁液7.2%
メーカー	エムジーファーマ
剤型	直径10.5mm、厚さ4.9mm、重量0.55g(350mg) 水性懸濁液(7.2%)

▶ 効能・効果
便秘症

▶ 用法・用量
水酸化マグネシウムとして、通常成人1日0.9～2.1gを頓用または数回に分割経口投与する。なお、年齢・症状により適宜増減する。

▶ 薬効メカニズム
難吸収性の重炭酸マグネシウムまたは炭酸マグネシウムに変化し、腸管内腔液の浸透圧を等張に維持するため腸壁から水を奪うことにより、腸内容物は水分を保持して膨大、軟化し、大腸に到達して蠕動運動を亢進し、緩下作用を示す。

▶ 使用上の注意点・特徴
1. 本剤は塩類下剤のため、緩下剤として投与の際、できるだけ多くの水（通常約180mℓ）を飲むと、より効果的である。

▶ 副作用と注意点
本剤は使用成績調査などの副作用発現頻度が明確となる調査を実施していない。

浸透圧性下剤　塩類下剤

炭酸マグネシウム

製品名	炭酸マグネシウム
メーカー	健栄製薬などジェネリック多数あり
剤型	白色～帯黄白色の顆粒状細末

▶ **効能・効果**

便秘症

▶ **用法・用量**

炭酸マグネシウムとして、通常成人、緩下剤としては、1日3～8gを頓用または数回に分割経口投与する。なお、年齢、症状により適宜増減する。

▶ **薬効メカニズム**

難吸収性の炭酸マグネシウムは、腸管内腔液の浸透圧を等張に維持するため腸壁から水を奪うことにより、腸内容物は水分を保持して膨大、軟化し、大腸に到達して蠕動運動を亢進し、緩下作用を示す。

▶ **副作用と注意点**

本剤は使用成績調査などの副作用発現頻度が明確となる調査を実施していない。

❷ 浸透圧性下剤　b. 糖類下剤

浸透圧性下剤　糖類下剤

ラクツロース

製品名	ラグノス® NF経口ゼリー分包12g
メーカー	三和化学研究所
剤型	無色〜淡褐色のゼリー様 本剤1包(12g)中にラクツロース6.5gを含有する

▶ 効能・効果

慢性便秘症（器質的疾患による便秘を除く）、高アンモニア血症に伴う症候の改善、産婦人科術後の排ガス・排便の促進

▶ 用法・用量

通常、成人の慢性便秘症に対しては、本剤24g（本剤2包）を1日2回経口投与する。症状により適宜増減するが、最高用量は1日6包。

▶ 薬効メカニズム

ヒトはラクツロースを分解することができないため、そのままの形で腸内へ到達する。そしてラクツロースは腸内の善玉菌のエサとなり、分解されることで有機酸（乳酸・酢酸・酪酸）が産生され、便秘症の改善効果が期待できる。

ラクツロース、分解産物の有機酸によって腸管内の浸透圧が高くなる結果、上皮細胞内の水分が腸管内に移動し、腸管内に水分を分泌し、これによって腸管内の蠕動運動も高まり、便秘を改善する。

▶ 臨床効果（治験成績）

【短期試験】

本剤1回12g、24g、36gまたはプラセボを1日2回2週間経口投与した。その結果、主要評価項目である投与第1週の自発排便回数のベースラインからの変化量は、本剤48g/日群および72g/日群でプラセボ群に対して有意な増加を認めた。

【長期試験】

慢性便秘症患者を対象に、本剤1回24g、1日2回より投与を開始し、その後症状により本剤24～72g/日の範囲内で用量調節を行い4週間経口投与した。その結果、自発排便回数のベースラインからの変化量はいずれの時期も増加を認め、4週間にわたり効果が持続した。

▶ 使用上の注意点・特徴

1. 糖類下剤に分類され、ガイドラインで「強い推奨」、「質の高いエビデンスレベル」と評価されている。
2. 血液透析患者を対象とした臨床試験も実施し、有効性および安全性について確認。
3. 産婦人科術後の排ガス・排便の促進剤としても使用可能。

▶ 副作用と注意点

日本人慢性便秘症患者を対象とした臨床試験で、270例中、31例（11.5%）に臨床検査値異常を含む副作用が認められた。主な副作用は下痢9例（3.3%）、腹部膨満6例（2.2%）、腹痛6例（2.2%）であった。

浸透圧性下剤　糖類下剤

ラクツロース

製品名	モニラック®・シロップ65% モニラック®　原末
メーカー	中外製薬
剤型	無色～黄褐色の濃稠な液体。においはなく、味はわずかに甘い(65%) 散剤または分包散剤(原末)

▶ 効能・効果

小児における便秘の改善

▶ 用法・用量

小児の場合、シロップは通常1日0.5～2ml/kgを3回に分けて経口投与する。また、原末は通常1日0.33～1.30g/kgを3回に分けて経口投与する。
投与量は便性状により適宜増減する。

▶ 薬効メカニズム

ラクツロースは、下部消化管で細菌により分解されて有機酸（乳酸、酢酸など）を生成し、pHを低下させる。その結果、乳酸菌産生の促進、緩下作用、アンモニア産生の減少、腸管吸収の抑制などがもたらされる。

▶ 臨床効果（治験成績）

小児便秘症患者を対象にモニラック原末をラクツロースとして0.65g/kg/日を3分服にて1週間投与し、有効性、安全性、有用性をオープン試験にて検討した。その結果、排便状態改善率は63.2%（12/19例）、随伴症状改善率は57.9%（11/19例）で、これらより評価した総合改善率は73.7%（14/19例）であった。

▶ 使用上の注意点・特徴

1. 【禁忌】ガラクトース血症の患者

▶ 副作用と注意点

副作用は軽度の下痢が1例に認められ、安全率は94.7%（18/19例）で、有用率は73.7%（14/19例）であった。

浸透圧性下剤　糖類下剤

マクロゴール4000（ポリエチレングリコール4000）

製品名	モビコール® 配合内用剤
メーカー	EAファーマ、持田製薬
剤型	経口液用製剤(散剤)で、白色の粉末 1包中にマクロゴール4000を6.5625ｇ含む

▶ **効能・効果**

慢性便秘症（器質的疾患による便秘を除く）

▶ **用法・用量**

本品1包あたりコップ1/3程度（約60ml）の水に溶解し速やかに服用する。

【2歳以上7歳未満の幼児】

初回用量として1回1包を1日1回経口投与する。以降、症状に応じて適宜増減し、1日1～3回経口投与、最大投与量は1日量として4包まで（1回量として2包まで）とする。ただし、増量は2日以上の間隔をあけて行い、増量幅は1日量として1包までとする。

【7歳以上12歳未満の小児】

初回用量として1回2包を1日1回経口投与する。以降、症状に応じて適宜増減し、1日1～3回経口投与、最大投与量は1日量として4包まで（1回量として2包まで）とする。ただし、増量は2日以上の間隔をあけて行い、増量幅は1日量として1包までとする。

【成人および12歳以上の小児】

初回用量として1回2包を1日1回経口投与する。以降、症状に応じて適宜増減し、1日1～3回経口投与、最大投与量は1日量として6包まで（1回量として4包まで）とする。ただし、増量は2日以上の間隔をあけて行い、増量幅は1日量として2包までとする。

▶ **薬効メカニズム**

本剤はマクロゴール4000および電解質を配合した製剤であり、主にマクロゴール4000の物理化学的性質により、高い浸透圧効果を有し、消化管内に水分を保持することで、用量依存的に便の排出を促進する。

▶ **臨床効果（治験成績）**

【短期試験】

成人慢性便秘症の患者156例を対象に、プラセボまたは本剤を排便状況により1日2～6包を2週間経口投与した時、主要評価項目である「検証期第2週の自発排便回数の観察期間第2週からの変化量」は、プラセボ群1.64±2.00回、本剤4.25±2.93回であり、本剤のプラセボに対する優越性が検証された。

2歳以上14歳以下の慢性便秘症の患者39例を対象に、排便状況により2歳以上11歳以下：1～4包、12歳以上14歳以下：1日2～6包を12週間経口投与した。主要評価項目である投与期間第2週の自発排便回数の観察期間第2週からの変化量は、5.54±4.55回であった。

【長期試験】

15歳以上の慢性便秘症の患者153例を対象に、本剤1日2～6包を52週間経口投与した時の、52週までの7日あたりの自発排便回数の推移は6回前後で推移し、安定していた（図3）。

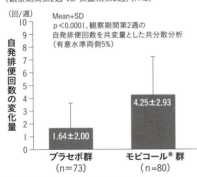
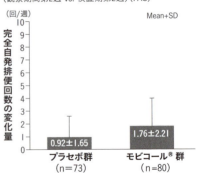

図3．自発排便・完全自発排便回数の変化量
[EAファーマ株式会社：成人国内第Ⅲ相試験〈承認時評価資料〉]

▶ 使用上の注意点・特徴

1. 小児（2歳以上）に使用可能。
2. 海外のガイドラインにおいて、慢性便秘症の治療薬として推奨されている。
3. 水に溶解して服用し、適切な硬さの便がみられるまで適宜増減が可能。

▶ 副作用と注意点

承認時までの国内の臨床試験では192例中33例（17.2%）に副作用が認められている。主な副作用は下痢7例（3.6%）、腹痛7例（3.6%）であった。

ショック、アナフィラキシーが現れることがあるので、観察を十分に行うこと（頻度不明）。

❸ 刺激性下剤　a.アントラキノン系

刺激性下剤　アントラキノン系

センノシド（1錠中センノシドA・Bとして12mg含有）

製品名	プルゼニド® 錠12mg、センノシド錠12mg
メーカー	田辺三菱製薬、ジェネリック多数
剤型	帯黄暗赤色の糖衣錠など 直径 6.0mm、厚さ4.0mm、重量 0.12gなど

▶ **効能・効果**

便秘症

▶ **用法・用量**

センノシドA・Bとして、通常成人1日1回12〜24mgを就寝前に経口投与する。高度の便秘には、1回48mgまで増量することができる。なお、年齢、症状により適宜増減する。

▶ **薬効メカニズム**

プルゼニドは、大腸に至り、腸内細菌の作用でレインアンスロンを生成し大腸の蠕動運動を亢進する。

プルゼニドの作用は通常投与後8〜10時間で発現する。

▶ **臨床効果（治験成績）**

便秘症に対するプルゼニドの有効率は83.6%（489/585）であった。

▶ **使用上の注意点・特徴**

1. PTP包装の薬剤はPTPシートから取り出して服用するよう指導すること。
2. 連用による耐性の増大などのため効果が減弱し、薬剤に頼りがちになることがあるので、長期連用を避けること。

▶ **副作用と注意点**

総症例638例中、96例（15.0%）に副作用が認められた。主な副作用は腹痛（11.9%）、下痢（1.1%）、腹鳴（0.8%）、悪心・嘔吐（0.8%）であった（再評価結果）。

刺激性下剤　アントラキノン系

センナ・センナジツ

製品名	アローゼン® 顆粒、ピムロ® 顆粒
メーカー	ポーラファルマ、本草製薬
剤型	茶褐色・顆粒剤

▶ **効能・効果**

便秘（ただし、痙攣性便秘は除く）

駆虫剤投与後の下痢

▶ **用法・用量**

通常成人1回0.5〜1.0gを1日1〜2回経口投与する。なお、年齢、症状により適宜増減する。

▶ **薬効メカニズム**

主成分であるセンノシドA・Bは胃および小腸から吸収されず、そのままの形で作用部位である大腸に到達したのち、腸内細菌の作用によりレインアンスロンとなり、瀉下作用を発現する。

▶ **使用上の注意点・特徴**

1. 長期試験の成績はなく、頓用使用が推奨される。

▶ **副作用と注意点**

本剤は使用成績調査などの副作用発現頻度が明確となる調査を実施していない（再審査対象外）。

❸ 刺激性下剤　b. ジフェノール系

刺激性下剤　ジフェノール系

ピコスルファートナトリウム水和物

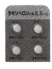

製品名	ラキソベロン® 錠2.5mg
メーカー	帝人ファーマ
剤型	錠剤、長径：約6.1mm、厚さ 約2.8mm、重量 約82mg

▶ 効能・効果

1. 各種便秘症
2. 術後排便補助
3. 造影剤（硫酸バリウム）投与後の排便促進

▶ 用法・用量

各種便秘症には、通常、成人に対して1日1回2〜3錠を経口投与する。7〜15歳の小児に対して、1日1回2錠を経口投与する。
術後排便補助、造影剤（硫酸バリウム）投与後の排便促進には、通常、成人に対して1日1回2〜3錠を経口投与する。
なお、年齢、症状により適宜増減する。

▶ 薬効メカニズム

ピコスルファートナトリウム水和物は、胃、小腸ではほとんど作用せず、大腸細菌叢由来の酵素アリルスルファターゼにより加水分解され、活性型のジフェノール体となる。ジフェノール体は、腸管粘膜への以下の作用により瀉下作用を示す。
（腸管蠕動運動の亢進作用、水分吸収阻害作用）

▶ 臨床効果（治験成績）

常習性便秘に対して国内 7施設で実施された一般臨床試験の効果判定症例85例 における有効率は82.4％であった。

▶ 副作用と注意点

承認時における安全性評価対象85例において、副作用は認められなかった。また、

副作用とされた臨床検査値の変動はなかった。

ラキソベロン液の各種便秘症、術後排便補助、造影剤（硫酸バリウム）投与後の排便促進の効能・効果での承認時および使用成績調査における安全性評価対象7561例中92例（1.2%）に112件の副作用が認められ、主なものは腹痛57件（0.8%）、腹鳴15件（0.2%）、悪心・嘔吐12件（0.2%）などの消化器症状であった。また、副作用とされた臨床検査値の変動はなかった。（使用成績調査終了時）

刺激性下剤　ジフェノール系

ピコスルファートナトリウム水和物

製品名	ラキソベロン® 内用液0.75%
メーカー	帝人ファーマ
剤型	液剤(7.5mg/mL)

▶ 効能・効果

1. 各種便秘症
2. 術後排便補助
3. 造影剤（硫酸バリウム）投与後の排便促進
4. 手術前における腸管内容物の排除
5. 大腸検査（X線・内視鏡）前処置における腸管内容物の排除

▶ 用法・用量

各種便秘症の場合、通常、成人に対して1日1回10～15滴（0.67～1.0mL）を経口投与する。

小児に対しては1日1回、次の基準で経口投与する。

6ヶ月以下：2滴、7～12ヶ月：3滴、1～3歳：6滴、4～6歳：7滴、7～15歳：10滴。なお、年齢、症状により適宜増減する。

▶ 薬効メカニズム

ピコスルファートナトリウム水和物は、胃、小腸ではほとんど作用せず、大腸細菌叢由来の酵素アリルスルファターゼにより加水分解され、活性型のジフェノール体となる。ジフェノール体は、腸管粘膜への以下の作用により瀉下作用を示す。
（腸管蠕動運動の亢進作用、水分吸収阻害作用）

▶ 臨床効果（治験成績）

臨床試験の効果判定症例1679例における有効率は、各種便秘症83.4%、術後排便促進87.7%、造影剤排泄促進94.8%であった。

▶ 副作用と注意点

各種便秘症、術後排便補助、造影剤（硫酸バリウム）投与後の排便促進

ラキソベロン液の承認時および使用成績調査における安全性評価対象7561例中92例（1.2%）に112件の副作用が認められ、主なものは腹痛57件（0.8%）、腹鳴15件（0.2%）、悪心・嘔吐12件（0.2%）などの消化器症状であった。また、副作用とされた臨床検査値の変動はなかった。（使用成績調査終了時）

ラキソベロン錠の承認時における安全性評価対象85例において、副作用は認められなかった。また、副作用とされた臨床検査値の変動はなかった。

❹ 上皮機能変容薬

上皮機能変容薬

ルビプロストン

製品名	アミティーザ® カプセル 12μg・24μg
メーカー	マイランEPD合同会社
剤型	長径9.5mm、短径6.0mm、重量0.2g

▶ 効能・効果

慢性便秘症（器質的疾患による便秘を除く）

▶ 用法・用量

通常、成人にはルビプロストンとして1回24μgを1日2回、朝食後および夕食後に経口投与する。なお、症状により適宜減量する。

▶ 薬効メカニズム

ルビプロストンは、小腸粘膜上のタイプ2クロライドイオンチャネルを活性化し、小腸腸管内腔へのクロライド輸送により浸透圧を生じさせ腸管内腔への腸液の分泌を促進する。その結果、便の水分含有量が増え柔軟化、腸管内輸送が促され便秘を改善する。

▶ 臨床効果（治験成績）

【第Ⅲ相プラセボ対照二重盲検比較試験】
初回投与開始24時間以内に自発排便があった患者は、58.1%（36/62例）であり、初回排便までの時間の中央値は約13.1時間であった。

【長期投与試験】
慢性的な便秘症状を有する患者209例を対象に本剤24μgを1日2回48週間経口投与した時、7日あたりの自発排便回数（平均値）は5～6回であり、48週後にも安定していた。

【パーキンソン病患者の便秘の効果】

便秘を有するパーキンソン病に対する臨床試験において、患者による全般的評価はプラセボ群18.5%、本剤群64.0%であり有意に改善した。1日あたりの排便回数も有意に増加し、忍容性も良好であった。

▶ 使用上の注意点・特徴

1. 妊婦または妊娠している可能性のある婦人には投与禁忌。
2. 12μgと24μgの2種類のルビプロストンカプセルを同用量で投与した時の臨床的同等性が確認された。
3. 中等度〜重度の肝機能障害のある患者、重度の腎機能障害のある患者では1回24μgを1日1回から開始するなど、慎重に投与する。
4. 便秘患者への慢性投与により24週、48週後のQOLに良好な影響を与える。

▶ 副作用と注意点

1. 承認時における安全性評価対象例（1日48μg投与例）315例中、196例（62%）に臨床検査値異常を含む副作用が認められた。主な副作用は下痢95例（30%）、悪心73例（23%）などであった。
2. 悪心の副作用が若年女性で比較的高頻度であり、慎重投与。

上皮機能変容薬

リナクロチド

製品名	リンゼス® 錠0.25mg
メーカー	アステラス製薬
剤型	直径 約9.6mm、厚さ 約4.5mm、重量 約0.34g

▶ **効能・効果**

便秘型過敏性腸症候群、慢性便秘症（器質的疾患による便秘を除く）

▶ **用法・用量**

通常、成人にはリナクロチドとして0.5mgを1日1回、食前に経口投与する。なお、症状により0.25mgに減量する。

▶ **薬効メカニズム**

リナクロチドは、小腸粘膜の上皮細胞上に存在するC型グアニル酸シクラーゼ受容体のアゴニストである。この薬剤は14個のアミノ酸からなる合成ペプチドで、GC-C受容体を刺激することにより、上皮細胞内のcGMP濃度を増加させ、クロライドチャンネルであるCFTRを開放し、Cl^-を腸管管腔内への分泌を誘導する。分泌されたCl^-と、それに伴って起こるNa^+の分泌によって管腔側の浸透圧が上昇することにより水分泌が誘発される。この水分泌により、腸管内容物は増加し、輸送量を増加させる。また、上皮細胞内で増加したcGMPは、基底膜側より分泌され消化管粘膜下に存在する求心性神経である内臓知覚神経に作用し、内臓知覚過敏を抑制する。

▶ **臨床効果**（治験成績）

【短期試験】

慢性便秘症患者を対象とした第III相プラセボ対照二重盲検並行群間比較試験の結果、本剤0.5mgもしくはプラセボを1日1回4週間、朝食前に経口投与した時の結果は、主要評価項目である評価期第1週における自然排便頻度（週平均値）の観察期からの変化量に関して、本剤0.5mg群はプラセボ群を上回り有意な差が認められた。

【長期試験】

本剤0.5mgを1日1回朝食前に、プラセボ対照二重盲検並行群間比較試験を含めて56週間経口投与した。本剤が56週間投与された65例における自然排便頻度の週平均値の変化量は、本剤投与開始後、早期に増加し、その後、概ね一定に推移した。

▶ **使用上の注意点・特徴**

1. 大腸痛覚過敏改善作用が腹痛・腹部不快感の改善に寄与する。

▶ **副作用と注意点**

1. 慢性便秘症患者を対象に安全性を評価した総症例数478例中、臨床検査値異常を含む副作用発現症例は66例（13.8%）であり、主な副作用は下痢44例（9.2%）であった。

2. 重度の下痢が現れるおそれがあるので、症状の経過を十分に観察する（頻度不明）。

68

❺ 胆汁酸トランスポーター阻害剤

胆汁酸トランスポーター阻害剤

エロビキシバット

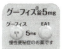

製品名	グーフィス® 錠 5mg
メーカー	EAファーマ、持田製薬
剤型	直径 6.1mm、厚さ 3.9mm、重量 0.11g

▶ 効能・効果
慢性便秘症（器質的疾患による便秘を除く）

▶ 用法・用量
通常、成人にはエロビキシバットとして10mgを1日1回食前に経口投与する。なお、症状により適宜増減するが、最高用量は1日15mgとする。

▶ 薬効メカニズム
回腸末端にあって胆汁酸の再吸収に関わるトランスポーターであるIBATを特異的に阻害する。結果、大腸へ到達する胆汁酸が増加し、TGR5受容体の活性化を介した大腸管腔内への水分分泌、蠕動運動が促進する。

▶ 臨床効果（治験成績）
【短期試験】
慢性便秘患者132名を対象にプラセボまたはエロビキシバット10mgを1日1回14日間朝食前経口投与し、投与期間第1週における自発排便回数の観察期間第2週からの変化量を主要評価項目とした。結果、投与期間第1週の自発排便回数の観察期間第2週からの変化量はプラセボ群1.73±1.88回（平均値±標準偏差）、エロビキシバット群6.40±4.73回であり、プラセボ群に対して有意に大きく（p<0.0001）、投与第1週における自発排便回数の観察期間からの変化量において、本剤群のプラセボ群に対する優越性が検証された。

【長期試験】
慢性便秘患者340例を対象とし、エロビキシバットを1日1回朝食前に52週間経口

投与した。自発排便回数の観察期間第2週からの変化量は、投与期間第1週4.55±3.63回、第2週4.01±3.10回、第3週3.70±2.92回で第3週まで低下傾向を示し、投与期間第3週以降は3.12〜3.88回で第52週まで安定した推移を示した。

▶ 使用上の注意点・特徴

1. 腸管蠕動運動の亢進による腹痛は比較的高頻度であり、前もって患者に説明しておくことが重要で、投与開始後1ヶ月以内の発症頻度が高いが、その後排便回数の改善とともに腹痛は消失することが多い。
2. 臨床試験の長期経過から考慮すると、5mgへの減量群が1/3、10mgでの維持群が1/3、15mgへの増量群が1/3となる（図4）。
3. 初回自発排便までの時間の中央値は10mg投与群の平均は5.2時間であり、計画的排便が可能。

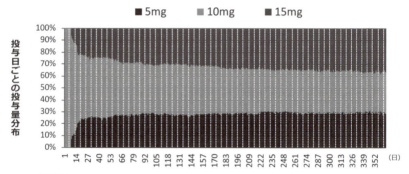

投与方法：
治験薬投与開始前の排便回数の調査期間として2週間の観察期間を設定した後、1日1回朝食前にグーフィス®10mgを52週間経口投与した。初期投与量として10mgを1日1回7日間投与し、それ以降は症状に応じて1日1回、5、10または15mgの間で適宜増減とした。

図4. 臨床成績 国内長期投与試験　投与日ごとの投与量分布推移図
　　［EAファーマ株式会社：慢性便秘患者における長期投与時の安全性、有効性の検討
　　〈承認時評価資料〉］

国内長期投与試験における投与日ごとの投与量分布推移図を上記に示した。投与開始7日後から5mg、15mg投与が徐々に増加し、最後は5mg、10mg、15mgがほぼ同じ割合になった。

▶ 副作用と注意点

国内の臨床試験では631例中292例（46.3%）に臨床検査値異常を含む副作用が認められている。主な副作用は腹痛120例（19.0%）、下痢99例（15.7%）であった。

❻ 消化管運動賦活薬

消化管運動賦活薬

モサプリドクエン酸塩水和物

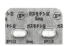

製品名	ガスモチン® 散1％ ガスモチン® 錠2.5mg、ガスモチン® 錠5mg
メーカー	大日本住友製薬
剤型	短径 4.7mm、長径 9.2mm、厚さ 3.7mm、 重量0.14g(5mg) 直径 6.2mm、厚さ 3.1mm、重量 0.08g(2.5mg) 白色の散剤(1％)

▶ 効能・効果

慢性胃炎に伴う消化器症状（胸やけ、悪心・嘔吐）、
経口腸管洗浄剤によるバリウム注腸X線造影検査前処置の補助

▶ 用法・用量

慢性胃炎に伴う消化器症状（胸やけ、悪心・嘔吐）に対して、通常、成人には、モサプリドクエン酸塩として1日15mgを3回に分けて食前または食後に経口投与する（慢性便秘症に対する適応はない）。

▶ 使用上の注意点・特徴

1. 便秘症に対する適応はない。
2. 結腸運動および内容物輸送促進作用：用量依存的に結腸運動および内容物輸送促進作用を示す（モルモット）。

▶ 副作用と注意点

承認時までの臨床試験における調査症例 998例中40例（4.0%）に副作用がみられた。その主なものは下痢・軟便（1.8%）、口渇（0.5%）、倦怠感（0.3%）などであった。

【重大な副作用】
劇症肝炎、肝機能障害、黄疸（いずれも0.1%未満）。

❼ 末梢性オピオイド受容体拮抗薬

末梢性オピオイド受容体拮抗薬

ナルデメジントシル酸塩

製品名	スインプロイク® 錠 0.2mg
メーカー	塩野義製薬
剤型	直径 6.5mm、厚さ 3.5mm、重量 0.12g

▶ 効能・効果

オピオイド誘発性便秘症

▶ 用法・用量

通常、成人には1回0.2mgを1日1回経口投与する。

▶ 薬効メカニズム

受容体に対する結合および機能活性実験において、選択的なヒト組換えμ, δおよびκオピオイド受容体結合活性および阻害活性を示した。

ラットモデルでモルヒネにより誘発される便秘に対する改善が0.03mg/kg以上で認められた。

▶ 臨床効果(治験成績)

【二重盲検並行群間比較試験】

本剤またはプラセボ投与開始日前14日間のオピオイド投与量が安定し、かつその間の自発排便回数が5回以下であるオピオイド誘発性便秘症を有するがん患者に、本剤0.2mgまたはプラセボを2週間投与した。主要評価指標である自発排便レスポンダー率はプラセボ34.4%、本剤71.1%で、優越性が示された。

【長期投与試験】

オピオイド誘発性便秘症を有する非がん性慢性疼痛患者53例を対象に本剤 0.2mgを48週間投与した結果、有効性評価項目未観測1例を除く計52例における投与2週間での自発排便レスポンダー率は82.7%であった。

▶ 使用上の注意点・特徴

1. オピオイドの投与を中止する場合は本剤の投与も中止すること。

2. 海外で類薬の投与により、消化管穿孔をきたし死亡に至ったとの報告がある。

3. 消化管壁の脆弱性が認められる、または、疑われる疾患を有する患者、脳腫瘍（転移性を含む）などの血液脳関門が機能していない、または、機能不全が疑われる患者には慎重投与。

▶ 副作用と注意点

【重大な副作用】

重度の下痢（1%未満）が現れることがある。

オピオイド誘発性便秘症を有するがん患者を対象とした国内臨床試験において、安全性評価対象症例224例中、副作用（臨床検査値異常変動を含む）は 67例（29.9%）に認められた。主なものは、下痢49例（21.9%）、腹痛5例（2.2%）であった。

❽ 坐剤・浣腸

坐剤・浣腸

ビサコジル

製品名	テレミンソフト® 坐薬2mg、10mg
メーカー	EAファーマ
剤型	9.0mm×25.7mm×7.47mm、重量1.2g(2mg) 9.95mm×32mm×8.4mm、重量1.8g(10mg)

▶ 効能・効果
便秘症、消化管検査時または手術前後における腸管内容物の排除

▶ 用法・用量
通常1回、成人は10mgを、乳幼児は2mgを、1日1〜2回肛門内に挿入する。なお、年齢、症状により適宜増減する。

▶ 薬効メカニズム
本剤は小腸に比較して、大腸で明らかに強い刺激作用が認められ、可逆的な結腸腔内水分の吸収阻害と腸内水分の増加が認められる。

▶ 使用上の注意点・特徴
【禁忌】
1. 急性腹症が疑われる患者
2. 痙攣性便秘の患者
3. 重症の硬結便のある患者
4. 肛門裂創、潰瘍性痔核のある患者

▶ 副作用と注意点
本剤は使用成績調査などの副作用発現頻度が明確となる調査を実施していない。

坐剤・浣腸

炭酸水素ナトリウム・無水リン酸二水素ナトリウム配合剤

製品名	新レシカルボン® 坐剤
メーカー	ゼリア新薬工業／京都薬品工業
剤型	直径10.5mm、長さ32.5mm、重量2.6g

▶ 効能・効果
便秘症、消化管検査時または手術前後における腸管内容物の排除

▶ 用法・用量
通常1〜2個をできるだけ肛門内深く挿入する。重症の場合には1日2〜3個を数日間続けて挿入する。

▶ 薬効メカニズム
本剤は腸内で炭酸ガスを発生し、蠕動運動を亢進することにより排便を促進する。

▶ 使用上の注意点・特徴
【禁忌】
1. 本剤に対して過敏症の既往歴

▶ 副作用と注意点
【重大な副作用】
ショック（顔面蒼白、呼吸困難、血圧低下など）が現れることがある（頻度不明）。

坐剤・浣腸

グリセリン

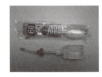

製品名	グリセリン浣腸液50％
メーカー	丸石薬品
剤型	注腸剤

▶ 効能・効果
浣腸剤として用いる

▶ 用法・用量
1回10〜150mlを直腸内に注入する。
なお、年齢・症状により適宜増減する。

▶ 薬効メカニズム
グリセリンは直腸内への注入によって腸管壁の水分を吸収することに伴う刺激作用により直腸の運動を亢進させ、また、浸透作用により糞便を軟化させる。

▶ 使用上の注意点・特徴
【禁忌】
1. 腸管内出血、腹腔内炎症のある患者、腸管穿孔またはそのおそれのある患者。
2. 全身衰弱の強い患者。
3. 下部消化管術直後の患者。
4. 吐気、嘔吐または激しい腹痛など、急性腹症が疑われる患者。

▶ 副作用と注意点
本剤は使用成績調査などの副作用発現頻度が明確となる調査を実施していない。

❾ 造影補助剤

造影補助剤

D-ソルビトール

製品名	D-ソルビトール経口液75％（興和） D-ソルビトール内用液65％（丸石製薬）
剤型	液剤、無色澄明

▶ **効能・効果**

消化管のX線造影時の便秘の防止

▶ **用法・用量**

X線造影剤に添加して経口投与する。添加量はX線造影剤中の硫酸バリウム100gに対してD-ソルビトールとして10〜20g（13〜27mL/75％、10mL）とする。

▶ **薬効メカニズム**

ソルビトール・シロップは20〜30g、結晶ソルビトールは約50gの経口投与で対象の大多数に緩下作用がみられる。

▶ **臨床効果（治験成績）**

X線造影法による観察によれば、ソルビトール添加群は無添加群に比し、全胃腸管内の通過時間が30分〜2時間短く、少なくとも4時間以内に全域の動態観察が可能であり、気泡や顆粒状の陰影像は減少した。またソルビトールを添加することにより硫酸バリウム便秘を防いだ。

▶ **副作用と注意点**

本剤は使用成績調査などの副作用頻度が明確となる調査を実施していない。

【重大な副作用】

ポリスチレンスルホン酸ナトリウムのソルビトール懸濁液を経口投与し、小腸の穿孔、腸粘膜壊死、大腸潰瘍、結腸壊死などを起こした症例が報告されている。

❿ 漢方薬

　慢性便秘症患者に対して、漢方薬以外の治療を行った場合の治療薬に対する満足度調査では、一般用医薬品、医療用医薬品、食物繊維いずれにおいても半数以上の患者が腹部膨満感をはじめとする複数症状の改善に関して不満であると回答している[1]。これらの調査からも、患者にとっては、便秘治療に対して排便回数や便性状を改善させるだけではなく、腹部膨満や腹痛などの排便周辺症状の改善も重要であるといえる。これまでの報告で、慢性便秘症の病態は大腸運動異常、知覚異常ならびにストレスなど多くの因子が関連するといわれている[2]。西洋薬は作用点が一点に集中することが多いが、漢方薬の作用点は複数である点が大きく異なる。この複数の作用点は複数の排便周辺症状に対して対応可能であると考えられ、漢方薬を使用する利点であるとされる。

　慢性便秘症に使用される代表的な漢方エキス製剤を示す（図5）。

　便秘治療の基本は、1. 腸管における水分調節による便の軟化、2. 腸管粘膜の刺激による腸管運動亢進、3. 腸管の過剰収縮の緩和、であるとされる。漢方による便秘治療は、それぞれの漢方薬に含まれる生薬の複合的な作用で複数の排便周辺症状を緩和することにある。腸管での水分調節による便の軟化作用を有する生薬としては膠飴や芒硝が、腸管粘膜の刺激による腸管運動亢進作用を有する生薬としては大黄や山椒が挙げられる。また、漢方薬の特徴の一つとして考えられている腸管の過剰収縮を緩和する生薬には甘草や芍薬が挙げられる。排便回数の増加には大腸刺激作用を有する大黄が有効であり、この大黄の含有量の違いにより効果の強弱を選択できること、また大黄を含まない漢方薬も腹部膨満症状などの排便周辺症状に対する改善効果が認められており、症状に応じての使い分けが可能である。

使用目的	適応	漢方薬名	生薬（g）								下剤としての作用
			大黄	芒硝	枳実	麻子仁	当帰	芍薬	山椒	甘草	
基本処方	便秘	大黄甘草湯 （だいおうかんぞうとう）	4	-	-	-	-	-	-	2	大腸刺激
イライラを伴う症状を有する患者	便秘	桃核承気湯 （とうかくじょうきとう）	3	0.9	-	-	-	-	-	1.5	大腸刺激＋塩類下剤
	便秘	防風通聖散 （ぼうふうつうしょうさん）	1.5	0.7	-	-	1.2	1.2	-	2	大腸刺激＋塩類下剤
	便秘	調胃承気湯 （ちょういじょうきとう）	2	0.5	-	-	-	-	-	1	大腸刺激＋塩類下剤
高齢者	便秘	潤腸湯 （じゅんちょうとう）	2	-	2	2	3	-	-	1.5	クロライドチャンネル刺激
	便秘	麻子仁丸 （ましにんがん）	4	-	2	5	-	2	-	-	軟便化作用
症状 腹痛	便秘	桂枝加芍薬大黄湯 （けいしかしゃくやくだいおうとう）	2	-	-	-	-	6	-	2	整腸作用
	腹痛	桂枝加芍薬湯 （けいしかしゃくやくとう）	-	-	-	-	-	6	-	2	整腸作用
症状 腹部膨満	腹痛・腹部膨満感	大建中湯 （だいけんちゅうとう）	-	-	-	-	-	-	2	-	消化管運動促進＋血流増加
症状 上腹部膨満	便秘	大柴胡湯 （だいさいことう）	1	-	2	-	-	3	-	-	大腸刺激＋消化管運動促進

図5．慢性便秘に用いられる主な漢方エキス製剤［文献3より作成］

1. 慢性便秘症に対する臨床研究

これまで日本人に対して厳密なランダム化比較試験は行われていないが、以下の薬剤に関しての検討はなされている。

1 大建中湯（だいけんちゅうとう）

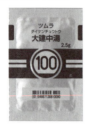

センノシドを必要とする慢性便秘症患者を対象に、大建中湯7.5g/日、15g/日で排便回数および排便周辺症状の比較を行った結果、大建中湯投与にて腹部膨満感・腹痛などの排便周辺症状が用量依存性に有意に改善したと報告されている[4]。軽度の慢性便秘患者に対しても同様に、大建中湯投与群は非投与群と比較して、排便周辺症状が有意に改善された[5]。また、最近の報告では大建中湯7.5g/日、15g/日それぞれの投与で、投与前と比較し、一週間の排便回数に関しても有意に用量依存性に増加したと報告されている[6]。実際の腸管運動に関する検討もなされており、シンチグラフィを用いた検討において大建中湯投与群がプラセボ群に比較して有意に上行結腸の便排出時間が短いという結果が得られている[7]。

2 大黄甘草湯（だいおうかんぞうとう）

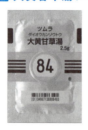

日本では1994年に多施設に二重盲検ランダム化比較試験による検討が行われている。その結果、大黄甘草湯とプラセボ群の間で排便回数など、有効性において大黄甘草湯がプラセボ群より優れていると報告されている[8]。大黄甘草湯は、便秘以外に特別な症状を認めない症例に対して用いることが多い。

3 麻子仁丸（ましにんがん）

機能性便秘症患者に対してtrial Iとして用量別の効果試験、trial IIとしてプラセボ比較試験が行われている[9]。2週間の無治療経過ののち、8週間の治療を行った上での評価であり、主要評価項目は治療中のcomplete spontaneous bowel movement（CSBM：レスキューとして使用した緩下剤投与後24時間以内の排便を除く自然排便）達成率としている。用量による検討では96名を対象とし、2.5g、5.0g、7.5gそれぞれの用量の中で、7.5g使用群が他の用量と比較して有意にCSBM達成率が高い結果であった。その後に引き続いて行われた120例を対象としたプラセボ比較試験では、麻子仁丸投

与群が43.3％のCSBM達成率でプラセボ群の8.3％と比較して有意に高い値であった。その後8週間の無投薬経過観察期間後においても麻子仁丸投与群は30.0％、プラセボ投与群が15.0％のCSBM達成率であり、麻子仁丸が機能性便秘に対して有用であることが報告されている。

2. 慢性便秘症に対する基礎研究

　最近の基礎研究より、漢方薬の基礎薬理的な作用機序が徐々に明らかにされている。生薬成分に関しては、大黄に含まれているセンノシドは、大腸において腸内細菌の一つであるBifidobacterium sp. SENにより分解され、最終的にレインアンスロンという物質になり大腸粘膜における神経細胞を刺激することにより腸管運動を亢進させることが知られていた。しかし近年、水分を輸送する膜タンパク質であるアクアポリン（aquaporins：AQPs）の発現調節にもレインアンスロンが関与していることが報告されている。レインアンスロンはマクロファージを活性化することでプロスタグランジンE2を増加させ、AQP3の発現低下を誘導する。その結果、大腸粘膜における水の透過性を低下させることで、瀉下作用を示すことが報告されている[10]。慢性便秘症患者の中には、このセンノシドAをレインアンスロンに代謝するBifidobacterium sp. SENが極端に少ないことが原因である場合も考えられている。その場合、Bifidobacterium sp. SENを含むビフィズス菌LKM512を大黄と同時摂取することで効果が期待できると報告されている[11]。また、大建中湯、麻子仁丸、潤腸湯などに含有されている山椒は、腸管粘膜に存在するバニロイド受容体を刺激しサブスタンスPの分泌を誘導することで平滑筋を刺激し、腸管運動を促進することが知られている[12]。

　近年、ABCトランスポーターの一つであるcystic fibrosis transmembrane conductance regulator（CFTR）に対する漢方薬の作用が報告されている。CFTRは呼吸器および消化管上皮の管腔側膜に発現する陰イオンチャンネルであり、分泌・吸収機能の中心的役割を果たしている。麻子仁丸や潤腸湯はCFTRを介したCl⁻イオン流出を促進することで腸管内に水分泌を増加するとされ、麻子仁丸はラットのオピオイド誘発便秘モデルで[13]、潤腸湯は培養細胞モデルを用いて[14] その機能が証明されている。

3.漢方薬使用上の注意点

　漢方薬の副作用は含有されている生薬成分によって決定されるため、代表的な生薬の副作用を知っておく必要がある。例えば、大黄甘草湯などに含まれる大黄は、子宮収縮作用および骨盤内臓器の充血作用により早期流産の危険性がある。そのため、妊婦または妊娠の可能性がある女性への投与は慎重にするべきである。さらに大黄、センナ、アロエなどのアントラキノン誘導体を含む生薬には連用することで大腸メラノーシス（大腸黒皮症）を誘導することが知られている。また、大腸腸管壁の神経叢障害をきたす可能性も示唆されており、長期連用は避けるべきであると報告されている。防風通聖散などに含有される麻黄は交感神経刺激作用があり、過剰投与により食欲不振、嘔気、血圧上昇などを生じることがある。これらそれぞれの生薬の副作用を考慮した処方が必要となると同時に、複数の漢方薬を処方することで同じ生薬が重複してしまう点に関しても注意が必要である。特に甘草は多くの漢方薬に含まれているため、過剰摂取による偽アルドステロン症誘発の可能性を考慮する必要がある。

おわりに

　超高齢社会に伴い、慢性便秘症治療の需要は今後高まってくると考えられる。慢性便秘症は生命予後にも関連しているとされ、その病態に準じた適切な治療が必要である。近年、新規薬剤が次々に開発されているが、慢性便秘症の原因は多彩であり、その治療戦略は漢方薬も含めた多角的なものである必要がある。漢方薬の作用機序に関する科学的な検証も近年多くなされており、それら基礎的な検討をもとにした適切な治療は慢性便秘症に対する診療において大きな役割を果たしていくと考えられる。

まとめ
1. 慢性便秘症の治療は排便回数や便性状のコントロールだけではなく腹部膨満感や腹痛などの排便周辺症状のコントロールも重要である。
2. 漢方薬には異なる作用を有する生薬が複数含有されており、様々な症状に対応が可能である。
3. 漢方薬の臨床効果の検証や基礎的な作用機序の解明が近年明らかになってきており、作用機序を考えた上での患者への処方が可能になってきている。

参考文献

【慢性便秘症治療薬とエビデンス】

- 日本消化器病学会関連研究会 慢性便秘の診断・治療研究会 編.慢性便秘症診療ガイドライン2017.南江堂.2017.
- Lindberg G, et al. World Gastroenterology Organization global guideline: Constipation – a global perspective. J Clin Gastroenterol. 2011; 45: 483-487.
- 日本老年医学会 日本医療研究開発機構研究費・高齢者の薬物治療の安全性に関する研究研究班 編.高齢者の安全な薬物療法ガイドライン2015.メジカルビュー社.2015.
- 厚生労働省.高齢者の医薬品適正使用の指針(総論編)(平成30年5月29日付 医政安発0529第1号・薬生安発0529第1号).
- 日本神経学会「パーキンソン病診療ガイドライン」作成委員会.パーキンソン病診療ガイドライン2018.医学書院.2018.

【カルメロースナトリウム(バルコーゼ® 顆粒75%)】

- 川村正敏,他.カルボキシメチールセルローゼ(C.M.C.)の臨床効果に就いて.日消誌.1957; 54: 658.

【ラクツロース(モニラック®・シロップ65%)】

- 水原春郎,他.小児便秘症に対するMonilacの臨床効果ー二重盲検試験法による検討ー.小児科臨床.1978; 31: 365.

【ルビプロストン(アミティーザ® カプセル 12μg・24μg)】

- Fukudo S, et al. Lubiprostone increases spontaneous bowel movement frequency and quality of life in patients with chronic idiopathic constipation. Clin Gastroenterol Hepatol. 2015; 13: 294-301. e5.
- Cryer B, et al. Analysis of Nausea in Clinical Studies of Lubiprostone for the Treatment of Constipation Disorders. Dig Dis Sci. 2017;62: 3568-3578.
- Ondo WG, et al. Placebo-controlled trial of lubiprostone for constipation associated with Parkinson disease. Neurology. 2012; 78: 1650-1654.

【エロビキシバット(グーフィス® 錠 5mg)】

- Nakajima A, et al. Determining an optimal clinical dose of elobixibat, a novel inhibitor of the ileal bile acid transporter, in Japanese patients with chronic constipation: a phase II, multicenter, double-blind, placebo-controlled randomized clinical trial. J Gastroenterol. 2018; 53: 525-534.

【漢方薬】

1) Johanson JF, et al. Chronic constipation: a survey of the patient perspective. Aliment Pharmacol Ther. 2007; 25: 599-608.
2) Manabe N, et al. Emerging pharmacologic therapies for irritable bowel syndrome. Curr Gastroenterol Rep. 2010; 12: 408-416.
3) 日本消化器病学会関連研究会 慢性便秘の診断・治療研究会 編.慢性便秘症診療ガイドライン2017.南江堂.2017.

4) Horiuchi A, et al. Effect of Traditional Japanese Medicine, Daikenchuto (TJ-100) in Patients With Chronic Constipation. Gastroenterology Res. 2010; 3: 151-155.

5) Yuki M, et al. Effects of Daikenchuto on Abdominal Bloating Accompanied by Chronic Constipation: A Prospective, Single-Center Randomized Open Trial. Curr Ther Res Clin Exp. 2015; 77: 58-62.

6) Hirose T, et al. Efficacy and Safety of Daikenchuto for Constipation and Dose-Dependent Differences in Clinical Effects. Int J Chronic Dis. 2018; 2018: 1296717.

7) Manabe N, et al. Effect of daikenchuto (TU-100) on gastrointestinal and colonic transit in humans. Am J Physiol Gastrointest Liver Physiol. 2010; 298: G970-975.

8) 三好秋馬. ツムラ大黄甘草湯エキス顆粒(医療用)(TJ-84)の二重盲検法による便秘症に対する臨床効果. 消化器科. 1994; 18: 299-312.

9) Cheng CW, et al. Efficacy of a Chinese herbal proprietary medicine (Hemp Seed Pill) for functional constipation. Am J Gastroenterol. 2011; 106: 120-129.

10) Kon R, et al. Rheinanthrone, a metabolite of sennoside A, triggers macrophage activation to decrease aquaporin-3 expression in the colon, causing the laxative effect of rhubarb extract. J Ethnopharmacol. 2014; 152: 190-200.

11) Matsumoto M, et al. Promotion of intestinal peristalsis by Bifidobacterium spp. capable of hydrolysing sennosides in mice. PLoS One. 2012; 7: e31700.

12) Kono T, et al. Exodus of Kampo, traditional Japanese medicine, from the complementary and alternative medicines: is it time yet? Surgery. 2009; 146: 837-840.

13) Harada Y, et al. Mashiningan Improves Opioid-Induced Constipation in Rats by Activating Cystic Fibrosis Transmembrane Conductance Regulator Chloride Channel. J Pharmacol Exp Ther. 2017; 362: 78-84.

14) Numata T, et al. Cellular mechanism for herbal medicine Junchoto to facilitate intestinal Cl⁻/water secretion that involves cAMP-dependent activation of CFTR. J Nat Med. 2018; 72: 694-705.

（石川 剛、鎌田 和浩、内山 和彦、内藤 裕二）

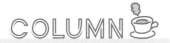

摘便・洗腸、バイオフィードバック療法

慢性便秘症や排便障害に対する薬物療法以外の治療法として、摘便、洗腸、バイオフィードバック療法などがある。

1. 摘便

摘便とは、貯留した便を自力で排泄できない場合、徒手的に便を肛門から摘出する方法である。具体的には、左側臥位としてゼリーをつけた第2指を肛門から背側に向けて挿入し、曲げた指の腹で便をかき出すようにする。摘便時の注意点として、肛門管内は重層扁平上皮で覆われているため損傷しにくいが、直腸粘膜は損傷しやすいため、挿入した第2指先端で直腸粘膜を損傷しないように注意が必要である。

慢性便秘症の場合は浣腸と併用されることがあるが、併用時は腸管穿孔に特に注意が必要である。腸管穿孔を予防するためには、浣腸は必ず左側臥位で行い、肛門に挿入する際はチューブ先端から5〜7cmとし7cm以上は挿入せず、注入速度はグリセリン浣腸60mlであれば約20秒かけて注入することが重要である。

グリセリン浣腸を施行すると、チューブ先端の機械的刺激による直腸粘膜の損傷や、高浸透圧のグリセリン液による化学的刺激で直腸粘膜上皮の脱落や粘膜浮腫が起こり、さらに摘便を併用すると、脆弱化した粘膜の損傷により直腸穿孔を起こす危険性が高くなる。また、直腸粘膜の微小な損傷部からグリセリン浣腸液が血管内に移行し、溶血や血尿を起こすことも明らかになっており[1]、摘便とグリセリン浣腸を同時に行うことはできるだけ避けた方がよい。

2. 洗腸

洗腸とは、正確には経肛門的洗腸療法（transanal irrigation：TAI）と言われ、主に二分脊椎症などの小児や脊髄障害患者の難治性排便障害（神経因性大腸機能障害、neurogenic bowel dysfunction：NBD）に対する治療として用いられる。具体的には、1〜2日に1回、300〜1000mlの微温湯を経肛門的に直腸に注入し、直腸と左側結腸に貯留している便を排泄させることにより、便失禁や便秘症状を改善する治療法である。日本では、2016年10月に、使用可能な器具としてペリスティーン® アナルイリゲーションシステム（図1）が薬事認証された。

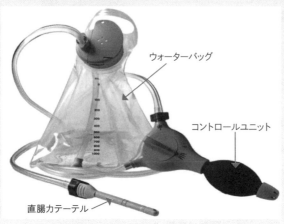

図1. ペリスティーン®
アナルイリゲーションシステム【提供：コロプラスト（株）】

また、2018年4月より保険適応となったが、適応患者は、3ヶ月以上の保存的治療によっても十分な改善を得られない、脊髄障害を原因とする排便障害を有する患者（直腸手術後の患者を除く）とされている。直腸癌術後の排便障害や直腸脱術後などの患者に対しては、大腸穿孔への危惧があり除外されており、また、脊髄障害に起因しない難治性の便秘に対しても適応とされていないことに留意が必要である。

味村らの報告[2]では、32例の難治性排便障害患者に対する臨床研究の結果、経肛門的洗腸療法の有効率は72％であるが、9％に大腸穿孔が発生するため、適切かつ安全に施行できるよう十分な情報提供と指導を行うべきであると結論づけられている。この結果を踏まえて、日本大腸肛門病学会より「経肛門的自己洗腸の適応及び指導管理に関する指針（経肛門洗腸療法について）」[3]が2018年に発表され、安全性を担保するため、医師主導による経肛門的洗腸療法講習の受講と十分な経験を有する者による指導を受けることが推奨されている。

3.バイオフィードバック（biofeedback：BF）療法

バイオフィードバック療法とは、「意識にのぼらない生体情報を工学的な手段によって意識上にフィードバックすることにより、体内状態を意識的に調節することを可能とする技術や現象の総称」であり、1960年代にSkinnerやMillerによって提唱されて以来、高血圧、気管支喘息、尿失禁など様々な病態に応用されている。便秘症に対しては1987年に最初の報告[4]がなされて以来、欧米において発展、普及し、慢性便秘症の中では機能性便排出障害に対して行われる治療法である。

具体的には、肛門管内に肛門用電極を留置し、座位の状態で腹筋用電極を外腹斜筋上の皮膚に貼付し、筋電計を用いて患者に自らの肛門括約筋および肛門挙筋の収縮、弛緩状態を視覚的に認識させることにより、排便関連筋群や腹筋群をコントロールできるようにする一種のリハビリ療法である（図2）。排便時のように怒責するよう指示すると、正常者では筋電計がなだらかな上昇を伴う波形を示すが、骨盤底筋協調運動障害の患者では、急峻な上昇波形を示し、肛門括約筋が締まった状態となる。しかし、怒責した時の筋電図を見ながら、波形が上昇しないように意識して何度も肛門括約筋を弛緩させる訓練を行うことで、正しい怒責法ができるようになる。

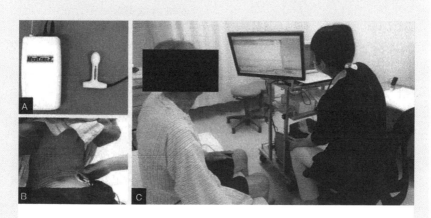

A：マイオトラック3、肛門用電極（メディエリアサポート企業組合、岡山）
B：腹筋用電極を外腹斜筋上の皮膚に貼付する
C：座位で、モニターを見ながら、肛門を緩めたまま腹筋を怒責する訓練風景

図2．バイオフィードバック療法時における肛門筋電計と検査法 [文献5より引用]

このようなバイオフィードバック療法による便秘の症状改善率は約70%であり、メタ解析によってもその有用性は証明されている[6]。しかし、施設によって使用機器や施行方法が異なっていたため、その効果自体に関して必ずしも評価が定まっていなかった。味村らの報告[7]では、「工学的な手段」としての肛門筋電計を使用し、筋電計の波形を見ながら、側腹筋を収縮して腹圧を上げて肛門括約筋や肛門挙筋を弛緩させる有効な怒責法を自己学習させる骨盤底筋弛緩訓練と、直腸バルーンを用いた排出訓練（図3）を併用することで、患者満足度評価では15例中11例（73%）と高い有用性を認めている。

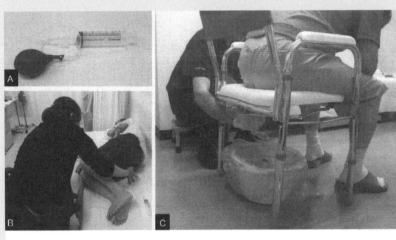

A：膨らませたバルーンを擬似便として使用する
B,C：バルーンを直腸に留置し、自力で風船を排出できるように訓練する

図3．直腸バルーンを用いた排出訓練［文献5より引用］

このように、バイオフィードバック療法の有用性は、欧米のガイドラインでは、エビデンスレベルⅠ、推奨度Ａの治療法として推奨されており、2017年に作成された『慢性便秘症診療ガイドライン』でも推奨度Ａという高いエビデンスレベルが示されている。しかし、日本人を対象とした報告ではケースレポートのみであり、まだ保険収載されておらず、施行可能な施設も少ないのが現状である。

参考文献

1）武田利明, 他. グリセリン浣腸による有害事象の現状と今後の課題. 日本看護技術学会誌. 2006; 5: 4-11.

2）味村俊樹, 他. 難治性排便障害に対する経肛門的洗腸療法　前向き多施設共同研究. 日本大腸肛門病学会雑誌. 2018; 71: 70-85.

3）日本大腸肛門病学会：経肛門的自己洗腸の適応及び指導管理に関する指針（経肛門洗腸療法について）. 2018:1-38.

4）Bleijenberg G, et al. Treatment of the spastic pelvic floor syndrome with biofeedback. Dis Colon Rectum. 1987; 30: 108-111.

5）味村俊樹. 慢性便秘症の診断と治療. 健栄製薬.

6）Heymen S, et al. Biofeedback treatment of constipation: a critical review. Dis Colon Rectum. 2003; 46: 1208-1217.

7）味村俊樹, 他. 骨盤底筋協調運動障害を呈する便排出障害型便秘症に対する肛門筋電計と直腸バルーン排出訓練によるバイオフィードバック療法の効果に関する検討. バイオフィードバック研究. 2012; 39: 23-31.

（福本　兼久）

1章 総論

医師も知っておきたい薬剤師目線の便秘薬の注意点

便秘薬を処方する前に

　高齢の患者は、複数の疾患を合併して、服用薬剤が多い傾向にある[1]。一方、抗コリン作用を有する薬剤（ムスカリン受容体拮抗薬、抗パーキンソン病薬、三環系抗うつ薬、抗精神病薬、ヒスタミンH_1受容体拮抗薬など）[2]をはじめ、便秘を誘発する薬剤は多い（図1）。このような薬剤を服用している患者に便秘薬を追加すると、さらに多剤併用となり、有害事象のリスクが上がる[3]。これらのことから、便秘薬を処方する際には、併用薬を確認し、薬剤性便秘の可能性を視野に入れて、中止できる薬剤はないか検討する必要がある。

薬効群	代表的な薬剤名
ムスカリン受容体拮抗薬	ソリフェナシン、トルテロジン、ビベグロン
抗パーキンソン病薬	トリヘキシフェニジル、ビペリデン
三環系抗うつ薬	アミトリプチリン、イミプラミン
抗精神病薬	ハロペリドール、リスペリドン、オランザピン
ヒスタミン H1 受容体拮抗薬	クロルフェニラミン、ジフェンヒドラミン
非ステロイド性抗炎症薬	ロキソプロフェン、ジクロフェナク
オピオイド	モルヒネ、コデイン、オキシコドン
吸着薬・陰イオン交換樹脂	セベラマー、コレスチミド
筋弛緩薬	チザニジン、エペリゾン
降圧薬	アムロジピン、カルベジロール、ブナゾシン
利尿薬	トリクロルメチアジド、エプレレノン
カルシウム剤	沈降炭酸カルシウム

図1．便秘を誘発しやすい薬剤

薬剤師からみた便秘薬の注意点

　ここでは、便秘薬を投薬する際に、薬剤師が注意していることを中心に解説する。

また、便秘症の治療に使用する主な医療用医薬品症の禁忌事項と薬剤師からみた特記事項を図2（▶P.97）および代表的な一般用医薬品の含有成分を図3（▶P.99）に示す。なお、各薬剤の詳細情報は最新の医薬品添付文書をご参照頂きたい。

1. 膨張性下剤

腸内の水分を取り込んで便を膨張させ、軟らかくすることで排便を促す下剤である。軽症型便秘に有効で、耐性、習慣性がなく、安全性が高い。ただし、便量が多い患者では腹部膨満感を悪化させる可能性がある。

1 カルメロースナトリウム（バルコーゼ®）

急性腹症が疑われる患者および重症の便硬結のある患者には、症状を悪化させるおそれがあるため、禁忌である。また、腸管が狭窄している場合には、腸閉塞を誘発するおそれがあるため、注意が必要である。

コップ1杯程度の水とともに服用することになるため、処方時に服用できるか否かを確認する。

排便習慣を身に付けるには、ある程度の日数と訓練が必要なため、便塊が排泄されても、短期間で中止せず、規則正しい排泄ができるようになるまで投与を続けることが望ましい。

2 ポリカルボフィルカルシウム（コロネル®・ポリフル®）

過敏性腸症候群における便通異常（下痢、便秘）に使用する。

本剤に過敏症の既往のある患者、急性腹部疾患（虫垂炎、腸出血、潰瘍性結腸炎など）の患者、術後イレウスなどの胃腸閉塞のおそれのある患者、高カルシウム血症の患者、腎結石のある患者、腎不全（軽度および透析中を除く）の患者には、状態を悪化させることがあるため、禁忌である。

症状の改善が認められない場合、長期にわたって漫然と投与しない（通常2週間）。

服用中につかえると、膨張して喉や食道を閉塞する可能性があるので、十分量（コップ1杯程度）の水とともに服用させる。

錠剤は大型（長径が約17.8mm）なので、処方時に服用できるか否かを確認する。

2. 浸透圧性下剤

塩類下剤、糖質下剤、浸潤性下剤がある。腸内で水分泌を起こして便を軟らかくし、便回数を増やす作用がある。効果発現まで数日かかるが、薬価の面からも第一選

択薬に位置づけられている。ただし、腎不全および心不全患者では電解質異常を起こしやすく、過量投与になりやすい。過量投与により脱水や徐脈が現れることがある。

1 塩類下剤

　酸化マグネシウム、クエン酸マグネシウム、水酸化マグネシウムなどがある。

　腎機能低下例や高齢者のみならず、腎機能正常者でも高マグネシウム血症を起こすことがあるため、定期的に血清 Mg 濃度をモニターしながら投与する。また患者には、高マグネシウム血症の初期症状（嘔吐、徐脈、筋力低下、傾眠など）が現れた場合は、直ちに服用を中止して受診するように指導しておく。

　ニューキノロン系抗菌薬、ビスホスホネート製剤、活性型ビタミンD_3製剤など、相互作用を起こす薬剤が多いため、併用薬に注意する。

2 糖類下剤

　合成二糖類のラクツロース（ラグノス®NF）が使用される。

　本剤はガラクトースおよび乳糖を含有しているため、ガラクトース血症の患者には禁忌および糖尿病患者には慎重投与となっている。

　下痢、悪心、腹鳴、鼓腸が起こることがある。

3 ポリエチレングリコール（モビコール®）

　本剤に過敏症の既往のある患者、腸閉塞、腸管穿孔、重症の炎症性腸疾患（潰瘍性大腸炎、クローン病、中毒性巨大結腸症など）およびこれらの疑いのある患者には、状態を悪化させるおそれがあるため、禁忌である。

　初回用量を1日1回経口投与し、以後、症状に応じて増減する。増量は2日以上あけて行う。

　本剤1包あたりコップ1/3（約60ml）の水に溶解して服用する。成人の1回最大用量は4包で、飲水量は約240mlとなる。用量に応じた水分を飲用できることを確認して処方する。

　腹痛や下痢が現れるおそれがあるため、症状に応じて減量、休薬、中止を考慮し、漫然と投与しない。

3.刺激性下剤

　アントラキノン系（センノシド、アロエなど）とジフェノール系（ピコスルファートナトリウム、ビサコジルなど）がある。

大腸の大蠕動を惹起するため、比較的短時間で強い排便促進作用を発揮する。

腹痛、下痢が起こりやすく、下剤性大腸症候群や大腸メラノーシスなどの器質的および機能的障害を起こすことがある。また、長期連用により耐性が生じて難治性便秘を起こすこともある。これらのことから、他の下剤を使用しても症状が改善しない場合に、頓服または短期間使用するべきとされている。

1 アントラキノン系

センノシド（プルゼニド®）などのセンナ製剤は、本剤に過敏症の既往のある患者、急性腹症が疑われる患者、痙攣性便秘および重症の便硬結のある患者には腹痛などを増悪するおそれがあるため、禁忌である。また、電解質異常を悪化させるおそれがあるため、電解質失調（特に低カリウム血症）の患者には大量投与しない。

子宮収縮を誘発して、流早産の危険があるため、妊婦および妊娠している可能性のある女性には原則として投与しない（原則禁忌）。また、やむを得ず処方する場合は用法用量を遵守して、大量に服用しないように指導する。

アントラキノン誘導体の一部が尿に移行して黄褐色～赤色を呈することがあるので、処方時に説明しておく。

2 ジフェノール系

ピコスルファートナトリウム（ラキソベロン®）は刺激性下剤の中では耐性が少ない。

本剤に過敏症の既往のある患者のほか、腸管蠕動の亢進により症状が増悪するおそれがあるため、急性腹症疑いの患者、大腸検査前の腸管閉塞疑いの患者には禁忌である。

内用液の容器が点眼用に似ているため、点眼しないように指導する。

4.上皮機能変容薬

小腸上皮頂端膜（腸管内腔側）のClC-2クロライドチャネルを活性化するルビプロストン、回腸末端部上皮細胞の胆汁酸トランスポーターを阻害するエロビキシバット、腸管上皮のグアニル酸シクラーゼC受容体を活性化するリナクロチドがある。これらは、いずれも比較的新しい薬剤であるが、第一選択薬が効果不十分な場合の第二・第三選択薬になりつつある。

1 ルビプロストン（アミティーザ®）

本剤に過敏症の既往のある患者のほか、腫瘍やヘルニアなどによる器質的な腸閉

塞が確認または疑われる患者は、状態を悪化させるおそれがあるため、禁忌である。

動物実験で胎児喪失が報告されているため、妊婦または妊娠の可能性のある患者にも禁忌である。このため、処方に際しては妊娠検査などで妊娠していないことを確認する。また、服薬中は避妊させるとともに、妊娠が確認または疑われた場合には直ちに連絡するように指導しておく。

下痢、悪心、腹痛の発現頻度が高く、悪心は若い女性および投与初期に多い。

投与開始に際しては発現頻度が高く、自覚可能な副作用症状（下痢、悪心、腹痛など）および投与初期は食直前に服用すると嘔気が出にくいことを説明しておく。

痩せ型、小柄な患者には少量（1回12〜24μg、1日1回）からの開始を考慮する。

中等度〜重度の肝機能障害（Child-Pugh分類クラスB〜C）または重度の腎機能障害のある患者には、1回24μgを1日1回から開始するなど、慎重に投与する。

2 エロビキシバット水和物（グーフィス®）

本剤に過敏症の既往のある患者のほか、腫瘍やヘルニアなどによる器質的な腸閉塞が確認または疑われる患者は状態を悪化させるおそれがあるため、禁忌である。

腹痛や下痢が生じるおそれがあるため、漫然と投与しない。

胆道閉塞や胆汁酸分泌が低下している患者には、本剤の効果を期待できない場合がある。

3 リナクロチド（リンゼス®）

便秘型過敏性腸症候群にも保険適応を有している。

薬剤性および症候性の慢性便秘症患者を対象とした臨床試験は行われていない。

本剤に過敏症の既往がある患者、機械的消化管閉塞およびその疑いのある患者には禁忌である。

主な副作用は下痢、腹痛、鼓腸で、重度の下痢が生じるおそれがあるため、漫然と投与しない。

5. オピオイド受容体拮抗薬

ナルデメジントシル酸塩（スインプロイク®）は腸管のオピオイドμ受容体に作用し、オピオイド誘発性便秘症に対する第一選択薬である。

患者のライフスタイルに合わせて服薬時刻を設定することができ、オピオイドの用量に関係なく、1日1回1錠（0.2mg）で症状を改善する。

本剤に過敏症の既往のある患者、消化管閉塞またはその疑い、再発のおそれのあ

る患者には禁忌である。

血液脳関門を通過しないので、オピオイドの鎮痛作用への影響は少ないと考えられている。一方、脳腫瘍などで血液脳関門の機能不全が疑われる患者では、オピオイド離脱症候群や鎮痛作用の減弱が起こるおそれがあるため、慎重に投与する。

消化管潰瘍、憩室疾患、浸潤性消化管がんなどの消化管壁の脆弱性が認められるか、疑われる患者は、本剤の投与により消化管穿孔の危険性が高まるおそれがあるため、慎重に投与する。

便が泥状または水様になった場合は、服用を中止して、受診するように指導しておく。

6.漢方薬

大黄を含有する方剤（大黄甘草湯、麻子仁丸など）は子宮収縮作用および骨盤内臓器充血作用により流早産の危険性があるため、妊婦または妊娠の可能性のある患者に投与しないことが望ましい。

アントラキノン誘導体を含む方剤（大黄、センナ、アロエなどを含有する方剤）を連用すると、大腸メラノーシスや大腸腸管壁の神経叢障害を起こすことがあるため、長期投与しない。また、尿が黄褐色〜赤色を呈することがあるため、処方時に説明しておく。

甘草を含有する方剤（大黄甘草湯、潤腸湯など）はグリチルリチンによる偽アルドステロン症や低カリウム血症に伴うミオパチーを起こすことがあり、定期的に血清電解質濃度をモニターしながら投薬する。

漢方薬は複数の生薬を含有しており、2種類以上の漢方薬を併用すると、過量投与となる成分が発生することがあるため、患者の一般状態や検査値に注意が必要である。特に、甘草を含有する方剤は多いため、併用する際には偽アルドステロン症や低カリウム血症に注意する。筆者は大黄甘草湯と通導散の併用（甘草の総投与量3〜4g/日）で低カリウム血症をきたした症例を経験している。

7.消化管運動賦活薬

モサプリドクエン酸塩（ガスモチン®）には排便促進作用があるが、便秘症の適応はない。このため、患者と薬剤師に排便促進剤として投与することを伝えた上で、処方する。慢性便秘症の患者に水酸化マグネシウムとともにモサプリドクエン酸塩が処方されたが、薬局で交付する薬剤情報書に「慢性胃炎の治療薬」と記載されていたため、服用されなかった事例がある。

95

8. 坐剤・浣腸

　坐剤と浣腸は即効性があるが、長期の使用は副作用や習慣性を招くため、排便リズムが回復したら漸減・中止する。

1 ビサコジル坐剤 （テレミンソフト®坐剤）

　急性腹症が疑われる患者、痙攣性便秘の患者、重症の便硬結のある患者は、蠕動運動と排便反射の亢進により、症状を悪化させるおそれがあるため、禁忌である。また、肛門裂創、潰瘍性痔核のある患者は、坐剤挿入に伴う物理的および機械的な刺激を避けるため、禁忌である。

　妊婦や高齢者には大量投与しない。

2 炭酸水素ナトリウム・無水リン酸二水素ナトリウム配合剤 （新レシカルボン®坐剤）

　本剤の成分に過敏症の既往のある患者には禁忌である。

　冷所保管のため、冷蔵庫から取り出してすぐに使うと刺激が強く、便意を催すことがある。早めに冷蔵庫から出して手で温めるなどにより、室温に戻して使用する。

3 グリセリン浣腸

　腸管内出血、腹腔内炎症、腸管穿孔またはそのおそれのある患者は、腸管外漏出による腹膜炎の誘発、蠕動運動亢進による症状の増悪、グリセリンの吸収による溶血、腎不全を起こすおそれがあるため、また、全身衰弱の強い患者は、強制排便により衰弱状態を悪化させ、ショックを起こすおそれがあるため、さらには下部消化管術直後の患者は、蠕動運動亢進により腸管縫合部の離解を招くおそれがあるため、吐気、嘔吐、激しい腹痛、急性腹症が疑われる患者は、症状を悪化させるおそれがあるため、いずれも禁忌である。

　本剤を50℃未満の温湯で体温程度に温めた後に、ゆっくり注入する。不快感や抵抗感が生じた時は注入を中止すること、およびチューブを抜き取った際に、チューブとストッパーの付着物に血液が混じっていないか確認することを指導した後に処方する。

9. 一般用医薬品

　塩類下剤（水酸化マグネシウムなど）、大腸刺激性下剤（センノシドなど）、漢方薬（大黄甘草湯など）、プロバイオティクス（ビフィズス菌など）、食物繊維やアロエを含有するものが販売されている。

一般用医薬品は処方箋なしで購入でき、患者は医師に告げずに服用していることがある。このため、下剤作用のある一般用医薬品を服用しているかどうかを聴き取り、作用が重複しないように処方する必要がある。

分類	代表的薬物	禁忌	特記事項
膨張性下剤	カルメロースナトリウム	・急性腹症 ・重症便硬結	コップ1杯程度の水とともに服用
	ポリカルボフィルカルシウム（適応外）	・本剤過敏症 ・急性腹部疾患 ・胃腸閉塞 ・高カルシウム血症 ・腎結石 ・腎不全	
浸透圧性下剤	酸化マグネシウム	－	① 定期的な血清 Mg 濃度の測定 ② 薬物相互作用に注意
	ラクツロース	・ガラクトース血症	－
	ポリエチレングリコール	・本剤過敏症 ・腸閉塞 ・腸管穿孔 ・重症炎症性腸疾患	1包あたり約60mlの水に溶解して服用
刺激性下剤	センノシド	・本剤過敏症 ・急性腹症 ・痙攣性便秘 ・重症の便硬結 ・電解質失調時の大量投与（原則禁忌） ・妊婦・妊娠可能性	尿が黄褐色～赤色になることを説明しておく
	ピコスルファートナトリウム	・本剤過敏症 ・急性腹症疑い ・腸管閉塞疑い	内用液を点眼しないように指導（容器が点眼用に類似）

図2. 主な便秘症治療薬の禁忌および特記事項　　　　　（次ページへ続く）

（前ページより続き）

分類	代表的薬物	禁忌	特記事項
上皮機能変容薬	ルビプロストン	・本剤過敏症 ・腸管閉塞疑い ・妊婦・妊娠可能性	① 悪心は若い女性と投与初期に多い ② 痩せ型、小柄、肝腎機能低下例には少量から開始
	エロビキシバット	・本剤過敏症 ・腸管閉塞疑い	胆道閉塞・胆汁酸分泌低下例では効果を期待できない場合がある
	リナクロチド	・本剤過敏症 ・機械的腸閉塞疑い	薬剤性・症候性の慢性便秘症への有効性と安全性は不明
オピオイド受容体拮抗薬	ナルデメジン	・本剤過敏症 ・消化管閉塞疑い	泥状・水様便になった場合は受診するように指導しておく
漢方薬	ー	ー	① 定期的な血清電解質濃度の測定 ② 多剤併用による配合生薬の過量投与に注意
消化管運動賦活薬	モサプリド （適応外）	ー	患者と薬剤師に処方目的を周知させる
坐剤・浣腸	ビサコジル坐剤	・急性腹症疑い ・痙攣性便秘 ・重症便硬結 ・肛門裂創 ・潰瘍性痔核	妊婦・高齢者に大量投与しない
	炭酸水素ナトリウム・無水リン酸二水素ナトリウム配合剤	・本剤過敏症	早めに冷蔵庫から取り出して、室温に戻して使用
	グリセリン浣腸	・腸管内出血 ・腹腔内炎症 ・腸管穿孔のおそれ ・強度の全身衰弱 ・下部消化管術直後 ・急性腹症疑い	体温近くに加温して使用

図2．主な便秘症治療薬の禁忌および特記事項

分類	商品名	含有成分				
		センノシド	アロエ	ダイオウ	水酸化マグネシウム	その他
第2類	新サラリン	○	○			
	タケダ漢方便秘薬（大黄甘草湯）			○		カンゾウ
	ビオフェルミン便秘薬					ビフィズス菌 ラクトミン ピコスルファートナトリウム
第3類	酸化マグネシウムE便秘薬				○	

図3. 便秘症に使用される代表的な一般用医薬品

参考文献

1) 緒方憲太郎, 他. 高齢者への多剤投与ががん化学療法に影響を及ぼす因子に関する後方視的探索研究. 癌と化学療法. 2016; 43: 2523-2529.

2) 日本消化器病学会関連研究会 慢性便秘の診断・治療研究会 編. 慢性便秘症診療ガイドライン2017. 南江堂. 2017: 33-35.

3) 日本老年医学会、日本医療研究開発機構研究費・高齢者の薬物治療の安全性に関する研究研究班 編. 高齢者の安全な薬物療法ガイドライン2015. 日本老年医学会. 2015: 12-16.

（神村 英利）

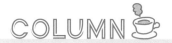

慢性便秘と死亡率

　年齢、性、喫煙、教育、併存疾患指数などを調整し、便秘症と非便秘症の生存率を15年間追跡調査し、比較した結果が、2010年に海外から報告されている[1]。その結果、生存率に有意な差があり、10年後の生存率は非便秘症85%に対し、便秘症群では73%と、12%もの低下（死亡率の増加）を認めている（図1）。さらに、消化器症状評価アンケートを用いて各種機能性消化管障害を有する対象者と有さない調査対象者の生存状況を検討したところ、便秘症を有する対象者では有さない対象者と比較し生存率が有意に低下しており、便秘症は患者予後不良に対するリスクであると示唆されている（ハザード比1.23、95%信頼区間1.07−1.42）。興味深いことに、過敏性腸症候群、下痢、ディスペプシア、腹痛などは生存率に影響を与えていない。機能性消化管障害の中でも便秘症が生存率に影響を与える最も有意な疾患であった。

　また、腎機能の良好な3,359,653人のコホート研究においても、便秘症の死亡率は有意に高く、全死亡率に影響を与える虚血性心疾患、脳卒中も有意に高頻度であることが報告されている[2]。これらの成績は、便秘症は放置すべき状況ではなく、積極的に治療を行うことが生存率の改善につながる可能性を示している。

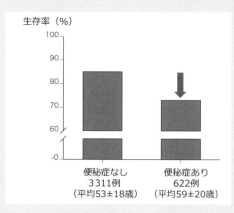

図1. 便秘症の有無による生存率の比較
（文献1より作成）
10年後の生存率は13%低下している

参考文献

1) Chang JY, et al. Impact of functional gastrointestinal disorders on survival in the community. Am J Gastroenterol. 2010; 105: 822-832.
2) Sumida K, et al. Constipation and risk of death and cardiovascular events. Atherosclerosis. 2019; 281: 114-120.

（内藤　裕二）

2章

私の処方

循環器 ― 狭心症・心筋梗塞

狭心症・心筋梗塞と便秘

　狭心症は有意な器質的冠動脈硬化病変による労作性狭心症と、突然の冠攣縮による安静時狭心症に分類される。いずれも心筋酸素需要量に見合うだけの血液が供給されなくなる一過性の心筋虚血により胸痛が出現する病態である。

　心筋梗塞は冠動脈硬化粥腫の破綻または冠動脈内皮びらんに伴う血栓閉塞などにより心筋が壊死する病態である。梗塞巣が大きい場合は左室収縮能の低下が高度となり、心不全症状が出現する。

　排便時にいきみ過ぎると、血圧が上昇し、心筋酸素需要量が増加し、有意な冠動脈狭窄がある場合には労作性狭心症と同様の病態を引き起こし、狭心痛が惹起される。また様々な労作や感情の起伏が急性心筋梗塞のトリガーとなるが[1]、筆者の経験上、排便時のいきみが急性冠症候群のトリガーになった症例もあり、虚血性心疾患患者における便秘は要注意である。

　近年、腸内細菌叢と様々な疾患の関連が報告されている。心疾患と腸内細菌との関連を調査した研究では、腸内細菌叢が産生するホスファチジルコリン産生代謝物であるトリメチルアミン-N-オキシド（TMAO）の血中濃度が高いと心血管イベントが多く、予後不良であることが報告された[2]。さらに、終末糖化産物であるAGEとTMAOの血中濃度が、非糖尿病患者において正の相関を示すことも報告されており[3]、腸内細菌叢の異常が心血管病を増加させるメカニズムの一つである可能性がある。

治療方針

1　比較的軽労作で狭心症症状や心不全症状が出現する虚血性心疾患患者

　治療方針としては、酸化マグネシウムやモビコール®を中心にした便通改善に努める。食物繊維摂取の推奨も有用である。ただし、腎障害患者や高齢患者での酸化マグネシウムの使用には注意が必要である。

2 心筋虚血があるものの狭心症症状のない無痛性心筋虚血患者や日常生活では心不全症状の出ない慢性心不全患者

いきみに伴う血圧上昇が心筋虚血や心負荷を誘発すると考えられるが、便秘の治療方針に関して、現時点では特にエビデンスはない。一般的に過度のいきみは避けるべきであると考えられるが、さらなる検討が必要である。

症例　70歳代、男性

60歳代後半に広範前壁の心筋梗塞を発症した心肺停止蘇生例。現在、陳旧性心筋梗塞、慢性心不全で治療中（図1）。フレイルもあり、日常生活が制限されていることから、特に狭心症症状や心不全症状はないが、最近、便秘で困るようになり、いきむと胸部症状が出現するため、下記処方で経過観察とした。血圧および脂質および糖代謝はコントロール良好。

First line処方
1. 酸化マグネシウム 1.0g、分3後

Second line処方
1. ＋モビコール® 2包、分1、朝食後

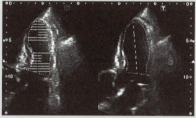

図1. 心エコー：前壁〜中隔にかけて広範囲に左室収縮能低下

ここがポイント！
ある程度以上の心臓仕事量を越すと、狭心症症状や心不全症状が出現するため、心負荷とならないような便秘薬を選択する必要がある。

参考文献

1) Smyth A, et al. Physical Activity and Anger or Emotional Upset as Triggers of Acute Myocardial Infarction: The INTERHEART Study. Circulation. 2016;134:1059-1067.
2) Tang WH, et al. Intestinal microbial metabolism of phosphatidylcholine and cardiovascular risk. N Engl J Med. 2013; 368:1575-1584.
3) Tahara A, et al. Ratio of serum levels of AGEs to soluble RAGE is correlated with trimethylamine-N-oxide in non-diabetic subjects. Int J Food Sci Nutr. 2017; 68: 1013-1020.

（福本 義弘）

2章　私の処方

2 循環器 ― 高血圧症

高血圧症と便秘

　日本における高血圧患者数は約4300万人と推定されている。50歳以上の男性、60歳以上の女性では有病率が60％を超えており[1]、さらに高齢になると上昇する。一方で高齢になるにつれて便秘の有病率も上昇するため、高血圧症と便秘症が併存することは多い。

　排便による収縮期血圧の変化を調べた報告では、高齢者（10例、平均84歳）は平時と比べ、排便直前から15mmHg、排便中は30mmHg上昇し、排便1時間後でも血圧上昇が遷延する[2]。室温変化でも血圧は30mmHg程度上昇する危険があり[3]、冬の明け方にトイレが寒く、便座が冷たいといった状況では、排便時のいきみを合わせて、血圧が60mmHgも上昇する可能性がある。血圧変動やサージ（血圧の急上昇現象）は、心血管イベントの発症・増悪の原因となりうることがわかっており[4]、排便時のいきみも注意を要するイベントであるといえる。また慢性便秘症が精神的ストレスとなり血圧上昇に関与することもある。

　一方で降圧薬であるカルシウム拮抗薬は平滑筋の運動抑制作用があり、便秘症を助長するため注意が必要である。

高血圧患者における便秘の治療方針

　いきませない排便コントロールが望ましい。緩下剤としてマグネシウム製剤を使用することが多い。しかし、高血圧患者に腎機能障害を伴うことは多く、高マグネシウム血症に注意が必要である。ラクツロース、ポリエチレングリコール、ルビプロストン、リナクロチド、エロビキシバットは高マグネシウム血症のリスクの高い患者における代替薬として選択肢が増えた。

　便秘に対する漢方薬に関して筆者は麻子仁丸しか使用経験がないが、大黄を含むものは刺激性下剤としての作用があるので注意しなくてはならない。麻子仁丸は大黄を含んでいるが、麻子仁、杏仁の作用で軟らかい便が出ることを経験している。また甘草を含むものは偽性アルドステロン症を呈して血圧上昇に作用するので注意

を要する。

　生活指導としてトイレの室温、便座の温度の調節や、その他のストレス、不眠など血圧上昇に働く因子を除去するように努める。

> **症例**　70歳代、女性
>
> 　心筋梗塞の既往があり、うっ血性心不全で入院した。治療で速やかにうっ血は改善し、病棟内を歩ける状態となっていた。入院4日目に排便でいきんだ直後から呼吸困難が出現した。血圧は204/88mmHg、レントゲンでは急性肺水腫の所見を呈していた（図1）。これが入院後初めての排便であった。
>
> **First line処方**
> 1. 酸化マグネシウム330mg 3〜6錠、分3、毎食後
>
> **Second line処方**
> 　1. アミティーザ® 24μg 2C、分2、朝夕食後
> or 2. リンゼス® 0.5mg 1錠、分1、朝食前

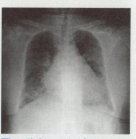

図1. 胸部レントゲン

> **ここがポイント！**
>
> 便秘の管理は血圧上昇をトリガーとする心血管イベントの抑制にとって大切なことである。緩下剤を中心にいきませない。冬の明け方にトイレが寒く、便座が冷たいといった状況では、排便時のいきみを合わせて、血圧が60mmHgも上昇する可能性がある。

参考文献

1) Miura K, et al. Epidemiology of hypertension in Japan: Where Are We now? Circ J. 2013; 77: 2226-2231.
2) 赤澤寿美, 他. 高齢者における日常生活動作中の血圧変動―とくに入浴と排便の影響について―. 自律神経. 2000; 37: 431-439.
3) Tochihara Y, et al. Effects of room temperature on physiological and subjective responses to bathing the elderly. J Hum Environ Syst. 2012; 15: 13-19.
4) Hoshide S, et al. Morning and Evening Home Blood Pressure and Risks of Incident Stroke and Coronary Artery Disease in the Japanese General Practice Population: The Japan Morning Surge-Home Blood Pressure Study. Hypertension. 2016; 68: 54-61.

〈石山 裕介、苅尾 七臣〉

3 循環器 — 弁膜症

弁膜症と便秘

弁膜症は、日本の大規模コホート研究において、心不全の原因心疾患の約28%と報告されている[1]。特に近年は動脈硬化性の大動脈弁狭窄症や変性性の僧帽弁閉鎖不全症が増加している。弁膜症患者は高齢者が多く、必然的に慢性便秘症を有する患者が多いと想定される。また、心不全を合併した患者では、水分制限や利尿薬の副作用、腸管浮腫による腸管運動低下などの影響で、便秘が促進される。糖尿病や慢性腎臓病の合併が多いことも、便秘を生じやすい原因と考えられる。弁膜症患者では、他の心疾患患者と同様、排便時のいきみによる後負荷の増大から心不全の急性増悪を生じる可能性があり、適切な排便コントロールが極めて重要である。

治療方針

1. 第一に、弁膜症の重症度を適切に評価し、心不全合併例においては体液バランスが適切かを評価することが大切である。夏期など、水分制限や利尿薬のせいで体液バランスが脱水に傾いている場合は、まずそれを是正する。

2. 薬物療法としては、酸化マグネシウムに代表される浸透圧性下剤が第一選択である。しかし慢性腎臓病合併患者では、Mg貯留を生じやすく高用量のMg製剤は避けるべきである。また適宜Mg血中濃度をチェックする必要がある。上皮機能変容薬であるルビプロストンは、硬便や排便時のいきみが改善したと報告されており[2]、かつ電解質に影響を与えないことから使用しやすいと考えられる。また、センナ配糖体などの刺激性下剤を頓用で併用してもよい。使用経験は少ないが、上皮機能変容薬であるリナクロチド、エロビキシバットも選択肢となりうる。

症例　90歳代、女性

既往歴：高血圧、慢性腎臓病（eGFR 26）、閉塞性動脈硬化症

病歴：X-2年5月頃より労作時の胸部圧迫感を自覚し、X-1年11月に心エコーで重症大動脈弁狭窄症と診断された（最高血流速度4.2 m/s、平均圧較差 43mmHg、弁口面積0.6cm^2）。慢性便秘症に対して、マグミット®（330mg）3錠、分3を服用していた。しかし、硬便傾向が続き、排便コントロールが不良であったため、努責に伴う心不全増悪が危惧された。慢性腎臓病を合併しており、高マグネシウム血症のリスクが懸念されたため、マグミット®の増量は避け、グーフィス®（5mg）2錠、分1を併用した。以後は排便コントロールが改善した。

X年2月に大動脈弁狭窄症に対して、経カテーテル的大動脈弁置換術（TAVR）を施行した（図1）。入院中に便秘が悪化したため、センノシド24mg/回を頓用で追加した。TAVR後は、平均圧較差が11mmHgまで低下し（図2）、胸部症状は消失した。現在まで心不全増悪を生じることなく経過している。

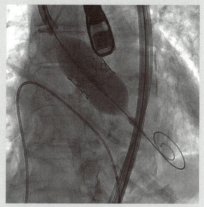

図1. 経カテーテル的大動脈弁置換術
全身麻酔下、経大腿動脈アプローチで、バルーン拡張型人工弁（サピエン3 23mm）を適切な位置に留置した。

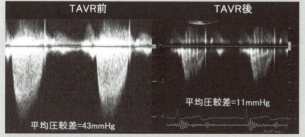

図2. 心エコー図検査（左：TAVR前、右：TAVR後）
大動脈弁の最高血流速度は4.2m/sから2.4m/sまで低下し、平均圧較差は43mmHgから11mmHgに低下した。

First line処方

1. グーフィス® 5mg 2錠、分1、朝食前

or　2. センノシド24mg／回（頓用）

> **ここが ポイント！**
>
> 重症大動脈弁狭窄症では、努責による後負荷の増大で、容易に心不全増悪を生じうるため、排便コントロールは極めて重要である。腎機能が低下している患者では、上皮機能変容薬であるルビプロストン、リナクロチド、エロビキシバットを第一選択とする。

参考文献

1) Hamaguchi S, et al. Effects of atrial fibrillation on long-term outcomes in patients hospitalized for heart failure in Japan. a report from the Japanese Cardiac Registry of Heart Failure in Cardiology (JCARE-CARD). Circ J. 2009; 73: 2084-2090.
2) Johanson JF, et al. Multicenter, 4-week, double-blind, randomized, placebo-controlled trial of lubiprostone, a locally-acting type-2 chloride channel activator, in patients with chronic constipation. Am J Gastroenterol. 2008; 103: 170-177.

（角谷 慶人、全 完、的場 聖明）

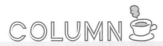

慢性便秘と脳心血管疾患死亡

宮城県大崎保健所管内に居住する国民健康保険加入者を対象として実施された前向きコホート研究である「大崎国保コホート研究」のデータを紹介する[1]。45,112人を排便頻度が「1日1回以上」の群、「2〜3日に1回」の群、「4日に1回以下」の群の3つに分け、排便頻度と13.3年間の循環器系疾患、虚血性心疾患、脳血管疾患による死亡との関連について調査した。ハザード比は、「年齢および性別」で調整したもの、「年齢、性別、BMI、高血圧・糖尿病の既往歴、喫煙、飲酒、教育レベル、歩行時間、就業状況、ストレス状況、婚姻状況、果物・野菜の摂取量」で調整したものを検討した。その結果、排便頻度が低い例では有意な循環器系疾患の死亡リスク増加が認められた（図1）。この関連は、脳血管疾患の死亡でも同様にみられたが、虚血性疾患の死亡では有意な関連がなかった。

本調査では2つの仮説を検証している。一つは、以前に「排便時のいきみが頭蓋内動脈瘤破裂のリスク因子である」ことを示唆する研究があったことから、「排便頻度が低い人ほど頭蓋内出血による死亡リスクが増加する」という仮説である。しかし、本調査では、脳内出血とくも膜下出血いずれも、排便頻度との有意な関連は認められなかった。もう一つは、「排便頻度の低下が循環器系疾患による死亡リスクを

増加させる」という仮説である。本調査では有意なリスク増加が認められたが、今後のさらなる研究が望まれる。

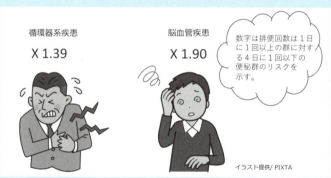

図1. 排便頻度と循環器系疾患死亡リスクとの関連
　　～大崎国保コホート研究～（文献1より作成）

参考文献

1) Honkura K, et al. Defecation frequency and cardiovascular disease mortality in Japan: The Ohsaki cohort study. Atherosclerosis. 2016; 246: 251-256.

（内藤 裕二）

4 代謝 ― 糖尿病

糖尿病と便秘

　慢性便秘の原因として器質性便秘と機能性便秘に分類される。糖尿病では器質性便秘の原因として大腸癌が多い。糖尿病患者の大腸癌の発生頻度は非糖尿病の1.4倍と報告されている[1]。また機能性便秘としては排便回数減少型（食事摂取量の問題）や排便困難型（糖尿病性自律神経障害による感覚神経障害）がある。

　大腸癌の危険因子として高脂肪食、カロリー摂取過多、肥満、運動不足が挙げられるが、これら4因子は糖尿病発症の因子でもある。また糖尿病で大腸癌が増加する要因として、高血糖、インスリン抵抗性による高インスリン血症、IGF-1（インスリン様成長因子-1）が挙げられる。このため、便秘がなくとも年1回程度の便潜血検査が必要である。興味深いのは糖尿病治療薬メトホルミンで大腸癌の罹患リスクが0.68倍低下したとの報告がある[2]。

　糖尿病神経障害の発症機序としては、高血糖のため、ポリオール代謝異常、終末糖化産物（AGEs）、プロテインキナーゼC（PKC）活性異常、酸化ストレス亢進が挙げられる。これら5因子が相互に影響して神経障害をもたらす。

　自律神経障害の1つの表現型として消化器系自律神経障害がある。便秘、腹部膨満感、下痢など様々な症状を呈する。糖尿病性胃麻痺などは典型的な自律神経障害であり、便秘となる。自律神経障害による消化管運動機能改善薬としてメトクラミド、ドンペリドン、エリスロマイシンなどがある。

治療方針

1 糖尿病自律神経障害による便秘症

　糖尿病患者の便秘症の場合、自律神経障害の影響があるか否かは問診が重要となる。糖尿病罹病期間5年以上で立ちくらみがある場合は、起立性低血圧である場合が多い。臥位と立位の血圧測定を行い立位での収縮期血圧が20mmHg以上低下する場合、糖尿病自律神経障害による便秘を考慮する。さらに、糖尿病患者では大腸癌のリスクが非糖尿病の1.4倍との報告があり便潜血の有無を検査する。

2 治療薬としての酸化マグネシウムと上皮機能変容薬

　糖尿病患者の便秘症でも酸化マグネシウムが使いやすい。錠剤の場合250mg、330mg、500mgがあり浸透圧性下剤で便を軟化させ排泄を改善する。ただし腎排泄のため高齢者の場合には高マグネシウム血症となるので注意が必要、eGFR<30では禁忌とされる。

　さらに近年、上皮機能変容薬が使用可能となった。用法はルビプロストン（12μgと24μg）があり1日2回朝食後、および夕食後投与する。高齢者の場合、（12μg）朝食後1回から投与し効果をみながら増量していく。また腎機能障害のある患者でも少量の投与量から開始する。

　次に、リナクロチドは、腸管上皮細胞にあるグアニル酸シクラーゼC受容体に作用し腸管内水分分泌促進にて便秘を改善する。さらに腸管の求心性神経の痛覚過敏を改善し腹痛、腹部膨満感を改善する。体内に吸収されないことから腎機能障害・肝機能障害を有する場合にも使用可能である。

| 症例 | 70歳代、男性 |

　2型糖尿病患者、身長158cm、体重67kg、BMI26.8と肥満症を併発。高血圧症、脂質異常症もあり1錠のミカルディス®（40mg）にて血圧130/60mmHg前後にコントロールされている。糖尿病罹病期間は16年で細小血管障害としては、単純性網膜症、微量アルブミン尿176mg/g・Cr、BUN21mg1/dl、Cr0.86mg/dlで腎症2期、両側アキレス腱反射消失にて末梢神経障害あり。4年前より便秘症があり酸化マグネシウム（330mg）2錠、朝・夕食後にて便秘は改善していたが、4ヶ月前より便秘と下腹部不快感があり、アミティーザ®（24μg）朝1カプセルを開始し1ヶ月で便秘は改善した。ただし下腹部不快感は改善せず、便検査を施行したところ便潜血陽性であった。大腸内視鏡検査にて下行結腸に半周性の2型腫瘍（長径約25cm）があり、生検にてGroup5、Tub1で腹腔鏡補助下左結腸切除にて治療した。

First line処方

1. 酸化マグネシウム330mg 2錠、朝・夕食後

Second line処方

　　1. アミティーザ® 24μg 1C、分1、朝食後
or　2. アミティーザ® 24μg 2C、分2、朝・夕食後

　　（高齢者、腎機能障害のある患者では、1回24μgを1日1回から開始する）

ここが ポイント！

薬剤で便秘が改善しない場合や便秘が改善しても下腹部不快感のある場合には、便検査、さらに大腸内視鏡検査を勧め、大腸癌などの大腸器質疾患の精査が必要である。

参考文献

1）春日雅人,他.糖尿病と癌に関する委員会報告.糖尿病. 2013；56：374-390.
2）Noto H, et al. Cancer risk in diabetic patients treated with metformin: a systematic review and meta-analysis. PLos One. 2012; 7: e33411.

（清野 弘明）

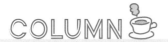

慢性便秘と神経変性疾患

　欧州で実施された症例-対照研究の結果、便秘症に多い疾患群としてパーキンソン病、多発性硬化症が報告された[1]。対照群に比較したオッズ比（OR）はパーキンソン病で6.5 (2.9-14.4, p<0.02)、多発性硬化症で5.5 (1.9-15.8, p=0.001) と計算されている。他の多くの疾患でOR2.0を超えるものはなく、この2疾患のリスクが極めて高い。パーキンソン病の発症リスクに対するメタ解析の結果では、便秘症の相対リスク2.27 (95%CI: 2.09-2.46) と計算され、便秘症とパーキンソン発症には強い関連性が疑われている[2]。慢性便秘の症例を15年間経過観察した結果、パーキンソン病の発症は経年的に直線的に発症リスクが高まり、特に男性のリスクは女性の2倍にもなる[3]（図1）。近年、神経変性疾患と便秘症との関連をつなぐものとして腸内細菌叢とその代謝物が注目され、興味ある知見が得られつつある。最近、便秘症を伴ったパーキンソン病患者に糞便移植療法を実施した症例報告では、便秘症状の改善だけでなく、振戦症状の改善が報告されている[4]。今後の研究の進展に注目して頂きたい。

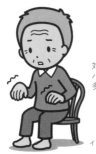

対照群に対する便秘群のオッズ比は
パーキンソン病＝6.5
多発性硬化症＝5.5

イラスト提供/PIXTA

図1．便秘は神経変性疾患のリスク
　　（文献1より作成）

参考文献

1) Choung RS, et al. Chronic constipation and co-morbidities: A prospective population-based nested case-control study. United European Gastroenterol J. 2016; 4: 142-151.
2) Adams-Carr KL, et al. Constipation preceding Parkinson's disease: a systematic review and meta-analysis. J Neurol Neurosurg Psychiatry. 2016; 87: 710-716.
3) Svensson E, et al. Constipation and risk of Parkinson's disease: A Danish population-based cohort study. Parkinsonism Relat Disord. 2016; 28: 18-22.
4) Huang H, et al. Fecal microbiota transplantation to treat Parkinson's disease with constipation: A case report. Medicine (Baltimore). 2019; 98: e16163.

（内藤　裕二）

2章　私の処方

5　代謝 ― 甲状腺機能低下症

甲状腺機能低下症と便秘

　甲状腺機能低下症は、体内の臓器・組織で甲状腺ホルモン作用が必要より低下した状態である。日常臨床でよくみられるのは、甲状腺自体に障害がある原発性甲状腺機能低下症であり、原因として慢性甲状腺炎（橋本病）が最も多い。視床下部・下垂体の障害によるものを続発性（中枢性）甲状腺機能低下症と呼ぶ。

　甲状腺ホルモンは、成人では主に新陳代謝（基礎代謝）に関与する。甲状腺機能低下症により無気力、疲労感、寒がり、体重増加、動作緩慢、記憶力低下、嗄声、便秘などの症状が出現する。他覚的には徐脈、心肥大、脱毛、皮膚乾燥、眼瞼浮腫、粘液水腫などが認められる。軽度の甲状腺機能低下症では症状や所見に乏しいことも多い[1]。

　甲状腺機能低下症は便秘を引き起こす内分泌疾患の代表である。便秘の原因は、腸蠕動運動の低下と摂食量の低下である。腹部は膨満し腸蠕動音は弱くなる。宿便から巨大結腸症を呈することもある。ホルモン欠乏が重篤になると麻痺性イレウス、中毒性巨大結腸症が起こる[2]。

治療方針

　甲状腺機能低下症による二次性便秘であるので、甲状腺ホルモン補充療法を行う。通常、合成T4製剤（レボチロキシンナトリウム：チラーヂン® S）を経口投与する。あわせて適切な食事や運動を行うことを提案するとともに、補助療法として便秘薬の投与を考慮する[2]。

症例　60歳代、女性

　2〜3年前から鼻閉、鼾があった。また、顔が腫れぼったくなり歩くのが億劫になっていた。排便は3〜4日に一度あった。今回、鼻閉を主訴に耳鼻咽喉科を受診し、肥厚性鼻炎と診断された。身長163cm、体重70kg。皮膚は乾燥し、眼瞼浮腫、両下腿圧痕性浮腫、軽度のびまん性甲状腺腫、嗄声を認めた。胸部X線写真で心拡大を、心臓超音波検査で心肥大と心嚢液貯留を指摘された。血液検査でFT4 0.2ng/dl、FT3 0.26pg/ml、TSH 88.1μIU/ml、抗TPO抗体6000IU/ml以上、抗サイログロブリン抗体 4000IU/ml以上、抗TSH受容体抗体 0.1%以下と慢性甲状腺炎による原発性甲状腺機能低下症と診断された。また、LDLコレステロール 394mg/dl、HDLコレステロール 80mg/dl、中性脂肪 189mg/dl、クレアチンキナーゼ 1894U/lと甲状腺機能低下症による続発性脂質異常症、横紋筋融解症を認めた。

First line 処方

1. チラージン®S錠 25μg 1錠、分1、朝食後
   ※血中TSH値の正常化を目標に漸増する。

Second line 処方

1. ＋酸化マグネシウム 2.0g、分3後
   パントシン®散 2.0g、分3後

> **ここがポイント！**
> 臨床症状、各種検査所見から甲状腺機能低下症を想起することが重要である。

参考文献

1) 成瀬光栄, 他 編. 内分泌代謝専門医ガイドブック 改訂第4版. 診断と治療社. 2016: 168-171.
2) Reed LP, et al. Williams Textbook of ENDOCRINOLOGY TENTH EDITION. SAUNDERS. 2002: 425.

（長谷川 剛二）

2章 私の処方

腎臓 — 慢性腎臓病
（Chronic Kidney Disease：CKD）

CKDと便秘症

　持続する蛋白尿や腎機能（eGFR）によって規定されるCKDは、高齢化や糖尿病や高血圧などの生活習慣病に伴いその有病率が増加している。最近、腎機能が正常な約350万人を対象とした海外の研究で便秘のある人は、ない人に比べ、腎機能低下速度がより速く、将来的にCKDや末期腎不全（透析や腎移植）に至る危険性が高まることが報告された[1]。さらに、腸内細菌叢の異常である"dysbiosis"が、炎症性腸疾患や糖尿病のみならずCKDの悪化にも関与することが報告されている[2]。CKDでは腸内環境の悪化に伴い腸管バリア機能の低下、腸管粘膜障害、腸管機能の低下と腸管由来尿毒素の蓄積が引き起こされる。この状態がさらにCKDを進行させ、腎死のみならず心血管障害を引き起こす腸腎連関が提唱されている。特に代表的な尿毒症物質であるインドキシル硫酸、パラクレシル硫酸、トリメチルアミン-N-オキシドは、100％腸内細菌で蛋白質を原料として作られ、腎機能低下時に体内に蓄積し、その血中濃度が腎死や生存率と著明に相関することが知られている。

　またCKDのため高カリウム血症を危惧して野菜摂取不足になることも便秘症の誘因になっていると考えられる。Kを減らす工夫（水にさらす、細かく切るなど）をしながらの最低限の繊維質の摂取や水分摂取を励行したい。

CKDにおける便秘症の治療方針

1 便秘治療とCKD進行抑制

　動物実験では、ルビプロストンにより腸内細菌叢の乱れが改善し、血液中の尿毒素濃度が低下しCKDの進行抑制が確認されているが[3]、ヒトにおける便秘治療がCKDの予防に有効であるか否かについては結論が出ていない。腸内細菌叢の改善を目的としたプレバイオティクス（オリゴ糖など、生体に有益な腸内細菌を増やすための難消化性食品成分）やプロバイオティクス（乳酸菌やビフィズス菌など、生体に有益な生きた菌）の使用により、尿毒素など血液中の有害物質の濃度が低下することがヒトで証明されており、腸管蠕動運動の改善に加えて、CKD予防の効

果についても期待される。

2 便秘治療薬

　治療薬として一般的によく使用されているセンノシドなどの刺激性下剤は、腸管壁への刺激が強く、長期間の使用で耐性が生じて効果不十分となることが知られている。また、非刺激性下剤のうち最も使われている酸化マグネシウムは、腎機能障害があるとマグネシウムが十分に排泄されず高マグネシウム血症を生じる危険性があることから、CKD患者への使用は推奨されていない。腎機能低下抑制効果が期待できるルビプロストンやリナクロチドなどは腸管への水分分泌性でCKD患者では比較的使用しやすい便秘薬として重宝している。

症例　　80歳代、女性

　40歳代からの高血圧症によると思われる高血圧性腎硬化症のため紹介来院された。初診時、尿蛋白1+、血清クレアチニン2.5mg/dl、eGFR15ml/min/1.73m^2、K 5.2mEq/l。前医でKが6.0mEq/lとなった際に処方されたポリスチレンスルホン酸カルシウム（アーガメイト®ゼリー）のためか、便秘を訴える。既に酸化マグネシウムを2000mg内服中で血清Mg濃度は3.1mg/dlと正常上限の2.6mg/dlを越え、高マグネシウム血症をきたしていた。なお、心電図異常は認めず、腱反射を含めて神経学的所見に異常を認めない。

First line処方

1. アミティーザ® 24μg 2C、分2、朝、夕食後
   開始から1週間程度、制吐剤も併用

Second line処方

　　1. リンゼス® 1〜2錠、分1、朝食前 （1錠から開始）
or 2. モビコール® 配合内用剤 2包、分1 （症状に応じて1日3回まで）
or 3. グーフィス® 錠 5mg 2錠、分1、朝食前 （症状に応じて服用タイミングを調整）

2章 私の処方　6 腎臓—慢性腎臓病 (Chronic Kidney Disease: CKD)

> **ここが ポイント！**
> - CKDと便秘症は相互関係があり、便秘症治療はQOLのみならずCKD進行抑制にもつながる。
> - CKDの進行とともにMg製剤による高マグネシウム血症や高カリウム血症による野菜摂取制限やカリウム吸着剤による便秘症の頻度が増える。「たかが便秘、されど便秘」、便秘症治療もCKD治療の一環として捉えるべきである。

参考文献

1) Sumida K, et al. Constipation and Incident CKD. J Am Soc Nephrol. 2017; 28: 1248-1258.
2) Anders HJ, et al. The intestinal microbiota, a leaky gut, and abnormal immunity in kidney disease. Kidney Int. 2013; 83: 1010-1016.
3) Mishima E, et al. Alteration of the intestinal Environment by Lubiprostone Is Associated with Amelioration of Adenine-Induced CKD. J Am Soc Nephrol. 2015; 26: 1787-1794.

（八田 告）

2章 私の処方

腎臓 ― 慢性透析

透析患者と便秘

透析患者は血液透析で約60％、腹膜透析で約30％と一般住民に比べ、極めて高率に便秘を合併することが知られている[1]。その原因としては多くの因子が複合的に影響している。カリウム制限や水分制限といった腎不全、透析患者に特徴的な食事療法は、食物繊維の摂取不足や腸管内水分量の低下をもたらす上に、透析時の除水でさらに腸管内水分は減少、腸管血流の低下から腸管の蠕動運動も悪化する。特に血液透析の場合、患者は週3回の透析施行中の排便を嫌うため意図的に下剤内服を調整し、排便の周期が不規則となっている傾向がある。また尿毒症環境下では善玉菌の減少、悪玉菌の増加といった腸内細菌叢の悪化を認める[2]。透析療法の原疾患で最も多い2型糖尿病は神経障害により高率に便通異常をきたし、高齢化や多合併症化の結果、患者のADL低下、運動量の減少を招いている。さらに大部分の透析患者はリン吸着薬を内服する必要があるが、これらも便通状態に影響する場合が多い。

治療方針

1　透析条件や投薬の見直し

第一段階として目標体重の設定や除水量が適正か、またリン吸着薬などの影響がないか検討すべきである。

2　下剤

従来は、マグネシウム製剤は高マグネシウム血症のリスクから十分量投与できず、ラクツロースとソルビトールは保険適用がないため、浸透圧性下剤を避けて刺激性下剤の漫然とした投与が主体となっていた。しかし耐性や大腸メラノーシスといった悪影響から刺激性下剤は常用ではなく頓用が推奨される。近年では、透析患者でも投与可能な上皮機能変容薬[3]と胆汁酸トランスポーター阻害剤が登場し、浸透圧性下剤のラクツロースとポリエチレングリコールも保険適用となり、治療選択肢は拡大している。

> **症例**　80歳代、女性

　糖尿病性腎症を原疾患として慢性血液透析中で透析歴は12年。以前から便秘を認め、刺激性下剤3種類（プルゼニド®、アローゼン®、ラキソベロン®）に少量の浸透圧性下剤（酸化マグネシウム330〜660mg）を内服していたが、排便の状況は、ブリストル便形状スケールで1〜2の便が3〜4日に1回程度で、便がなかなか出ないという訴えも多かった。上皮機能変容薬（アミティーザ® 24μg）の併用を開始したところ、ブリストル便形状スケールも4〜5まで改善し、排便回数も1〜2日に1回程度へ増加した。その結果、2種類の刺激性下剤は中止可能となり、浸透圧性下剤も血清Mg値の上昇（4.5mg/dl）もあって中止した（図1）。

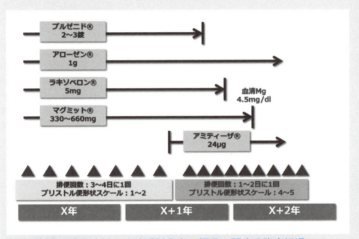

図1. 症例80歳代女性の血液透析患者：便通に関する臨床経過

First line処方
　　1. 酸化マグネシウム330〜660mg、分1〜2、食後
or　2. アミティーザ® 12〜48μg、分1〜2、食後

Second line処方
　　1. リンゼス® 0.25〜0.5mg、分1、食前
or　2. グーフィス® 5〜15mg、分1、食前
or　3. First line2 or Second line1 or 2＋刺激性下剤頓用

> **ここが ポイント!**
>
> リン吸着薬などの内服が多い透析患者は多量の宿便を形成して、稀にイレウスや腸管穿孔などを合併することがある。内服薬の見直しと浸透圧性下剤による便の保水を基本として、刺激性下剤は頓用にすることが望ましい。

参考文献

1）Yasuda G, et al. Prevalence of constipation in continuous ambulatory peritoneal dialysis patients and comparison with hemodialysis patients. Am J Kidney Dis. 2002; 39: 1292-1299.
2）Vaziri ND, et al. Chronic kidney disease alters intestinal microbial flora. Kidney Int. 2013; 83: 308-315.
3）吉田拓弥, 他. 血液透析患者の便秘症に対するルビプロストンの臨床効果. 大阪透析研究会会誌. 2014; 32: 29-32.

（満生 浩司）

膠原病 ― 全身性強皮症

全身性強皮症と便秘

　膠原病が原因で起こる便秘の中で最も頻度が高く、重症になるのは強皮症に伴う消化管運動低下による便秘である。強皮症というのは、全身の血流（血管）の障害と組織の線維化（硬化）を起こす病気で、症状は皮膚においてレイノー現象（手指の血流低下）や皮膚の硬化・手指潰瘍などがみられるほかに、肺や消化管でもみられる。消化管では強皮症の進行期になると入り口（食道）から出口（大腸）までの全体で線維化・運動低下が起こり、食道では逆流性食道炎、小腸では腹部膨満感や吸収不良による栄養障害、大腸では頑固な便秘をもたらす。小腸病変は腸内の異常細菌増殖を伴い、重症化して麻痺性腸閉塞や腸管嚢胞状気腫症（増加した腸管ガスが、腹腔内や腸の壁に漏れでること）になることもある。強皮症で何らかの消化器合併症を有する患者は50～80％といわれており、便秘はその主要なものの一つで、強い食思不振・腹部膨満感、時に腹痛を伴うこともある。

治療方針

　軽症の場合は、①食事（線維成分の過量摂取を避ける）や十分な水分摂取に加えて、酸化マグネシウムをはじめとする通常の緩下剤で改善する。しかし、強皮症が進行すると、食思不振・腹部膨満感がみられるようになり、緩下剤では効果のない場合がしばしばある。そのような時には、②メトクロプラミド、ドンペリドン、モサプリド、大建中湯やパントテン酸などの消化管運動を調整する薬剤を試みる。さらに腹部膨満感や栄養障害の強い症例では異常な腸内細菌増殖を抑制する目的で、③経口抗菌薬のキノロン系やアモキシシリン、メトロニダゾール、テトラサイクリン系薬剤が投与され、時に順次変更（ローテーション）して長期使用される。偽性腸閉塞などの重篤な状態に至った場合は、絶食・腸管安静により腹部症状を軽減した上で、④オクトレオチド（難治例で小腸運動を刺激するという報告があるが、健康保険適応がないので注意が必要）、⑤（高圧）酸素療法などを試みられるが、そのような症例では早晩在宅TPNなどを行い、経口栄養を断念せざるを得なくなると思われる。

> **症例**　70歳代、女性

　69歳で肺線維症を指摘され、70歳時に筋炎と手指硬化が出現、抗RNP抗体陽性で強皮症の亜型である混合性結合組織病（MCTD）と診断された。75歳時に腹痛・るい瘦があり当科に紹介受診された。プレドニゾロン30mg/日を投与され、漸減して5mg/日で維持治療を受けている。消化管に器質的閉塞・狭窄がなく、CTにて腸管気腫症がみられた（図1）ため偽性腸閉塞として、絶食（腸管安静）と中心静脈栄養、その後に経口抗菌薬とモサプリドの投与を行い、徐々に経口摂取が可能な状態となった。

First line処方　（便秘のみの時、緩下剤に加えて）
　　1. ガスモチン® 5mg 3錠、分3後
or　2. プリンペラン® 5mg 3〜6錠、分3後※1
or　3. ナウゼリン® 10mg 分3後

※1　高用量処方時には、錐体外路症状の出現に注意が必要。

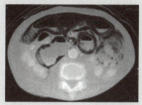

図1.　混合性結合組織病患者における腸管気腫症

Second line処方　（腹部膨満感・腹痛・栄養障害など伴う時）※2
　　1. シプロキサン® 100mg 3錠、分3
or　2. フラジール® 内服錠 250mg 4錠、分4
or　3. バクタ® 配合錠 4錠、分2朝夕

※2　症状の増悪を繰り返す場合、薬剤を順次変更する。

> **ここがポイント！**
>
> 強皮症に伴う便秘は腸管組織の線維化による運動障害が原因なので、通常の緩下剤の効果は長期間期待できない。病気の進行度に合わせて治療を変更していくこと、腸閉塞などの重症状態にならないように早めに対応すること、そして何よりも、線維化や炎症を抑えるための強皮症自身の治療（ステロイド・免疫抑制剤など）を並行して進めることが必要である。

参考文献

- 全身性強皮症　診断基準・重症度分類・診療ガイドライン委員会. 日本皮膚科学会ガイドライン　全身性強皮症　診断基準・重症度分類・診療ガイドライン. 日皮会誌. 2016; 126 : 1831-1896.
- Paine P, et al. Review article: the assessment and management of chronic severe gastrointestinal dysmotility in adults. Aliment Pharmacol Ther. 2013; 38: 1209-1229.

（福田　互）

2章　私の処方

9 神経 — パーキンソン病

パーキンソン病と便秘

　パーキンソン病は、50〜60歳代以降に多く発症する神経変性疾患である。神経細胞にαシヌクレインという物質が凝集・蓄積する過程で細胞障害を生じると考えられている。蓄積した球状の構造物はレビー小体と呼ばれる。パーキンソン病は脳や末梢自律神経など様々な神経障害を生じる疾患であり、その症状は多岐にわたる。

　パーキンソン病の症状は、振戦、筋強剛、無動・寡動、姿勢反射障害などの運動症状と便秘や起立性低血圧などを代表とする自律神経症状、嗅覚障害、精神症状、認知機能障害、睡眠障害などの非運動症状に分けられる。非運動症状は、運動症状発現以前に生じる場合が少なくない。非運動症状の中でも便秘を代表とする消化管症状は最も頻度が高く、パーキンソン病発症の数年以上前から発症している場合もあり、パーキンソン病患者のQOL低下に関与するため、便秘のコントロールはパーキンソン病治療において非常に重要である。

　パーキンソン病における消化管症状は、排便障害が主体で便秘症は55%（20〜79%）に加え大腸通過時間の延長がみられる。胃運動機能不全や胃食道逆流現象も高頻度に認められる[1]。パーキンソン病では、運動症状発症以前に消化管にαシヌクレインが蓄積しているとの報告は多く、消化管に生じたαシヌクレインが迷走神経を介して中枢へ進展する可能性も示唆されている[2]。便秘などの消化管症状が生じると、消化管運動の低下による胃内容物の排出遅延によるL-DOPA製剤の吸収障害が生じることでパーキンソン病治療への悪影響を生じたり、麻痺性イレウスや胃食道逆流による誤嚥や誤嚥性肺炎発症のリスクとなる。

治療方針

　パーキンソン病の便秘に対する治療は、まず非薬物療法を行う。パーキンソン病では動作緩慢のため運動量が低下するので、消化管運動促進のために無理のない範囲での体操やウォーキングなどの運動を指導する。食生活の見直しも重要であり、心機能や腎機能が正常であれば、1日1.5〜2リットル程度の水分摂取と、食物線維の

豊富な食品や乳製品（L-DOPA製剤の吸収を阻害する場合があり、摂取する場合は服薬から時間を空ける）、発酵食品などの摂取を勧める。

　非薬物療法のみでは効果が乏しい場合、薬物療法を行う。従来、酸化マグネシウムなどの緩下剤やセンノシドなどの刺激性下剤が広く用いられているが、酸化マグネシウムはL-DOPA製剤の配合変化を生じたり、胃酸の中和によりL-DOPAの吸収が低下する可能性があり、腎機能低下時の高マグネシウム血症とともに使用には注意を要する。他に大建中湯などの漢方薬、ドンペリドン、モサプリドなどの消化管運動促進薬が用いられる。加えてピスコルファートナトリウム水和物など錠剤または滴剤型緩下剤を頓用で使用する。近年新たな作用機序による慢性便秘治療薬の使用が可能となり、ルビプロストンはパーキンソン病患者の便秘症状への有効性が示されている[3]。

症例　70歳代、男性

　10年前に左手指の安静時振戦で発症したパーキンソン病。左優位の動作緩慢、固縮、すくみ足、姿勢反射障害が緩徐に進行した。脳MRIは明らかな異常はなく、DATスキャンで左優位の取り込み低下（図1）、心筋MIBGで取り込み低下を認めた。L-DOPAは有効であったが、症状は緩徐に進行した。発症より10年以上前から頑固な便秘があり、市販の緩下剤を使用していたが、パーキンソン病の進行とともに便秘症状も悪化し、排便は数日から1週間に1回程度の頻度であり常に腹部の膨満感があった。

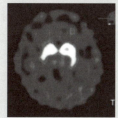

図1-A：DATスキャン
（薬剤性パーキンソニズム患者例）
両側被核、尾状核への取り込みは保たれている
（正常所見）

図1-B：DATスキャン（本症例）
右被核・尾状核の取り込みが左側に比較し、低下している

First line処方
1. アミティーザ® 24μg 2C、分2、朝夕食後
　　（高齢者や低体重の場合は12μg製剤から開始するなど適宜調節）

Second line処方
1. 酸化マグネシウム 1.5g、分3、食後
　　ラキソベロン® 内用液、適宜　便秘時頓用（3日間排便のない時）

> **ここがポイント！**
>
> 便秘はパーキンソン病患者のQOL低下に関与するため、そのコントロールは非常に重要である。診療ガイドラインで、パーキンソン病患者の便秘にアミティーザ®の有効性が示されている。

参考文献

1) 渡辺宏久, 他. 自律神経症状とその対応. 神経治療. 2014; 31: 175-179.
2) Svensson E, et al. Vagotomy and subsequent risk of Parkinson's disease. Ann Neurol. 2015; 78: 522-529.
3) Ondo WG, et al. Placebo-controlled trial of lubiprostone for constipation associated with Parkinson disease. Neurology. 2012; 78: 1650-1654.

（山口 滋紀）

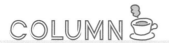

慢性便秘と糞便移植

　他人の糞便を病気の人の大腸に移植して、病気の治療を目指す糞便移植療法が注目されている。潰瘍性大腸炎、クローン病、過敏性腸症候群などで臨床研究が進行中である。抗生物質による薬剤性の偽膜性大腸炎に対しては糞便移植療法が著効するようであり、海外で臨床研究が進んでいる。

　最近、慢性便秘の患者に対する糞便移植療法の有効性が報告された[1]。その結果、30例に対して実施された糞便移植療法はper protocol解析で治癒36.0%、有効56.0%と報告され、比較的高い有効性であった（図1）。しかしながら、糞便移植療法は感染症の問題など課題も多く、依然として臨床研究の段階である。

	ITT解析			PP解析		
	対照群 (N=30)	治療群 (N=30)	P値	対照群 (N=24)	治療群 (N=25)	P値
臨床的治癒率(%)	13.3 (4/30)	36.7 (11/30)	0.04	8.3 (2/24)	36.0 (9/25)	0.03
臨床的改善率(%)	20.0 (6/30)	53.3 (16/30)	0.009	20.8 (4/24)	56.0 (12/25)	0.006
残便感のない自発的排便回数／週	2.1±1.2	3.1±1.4	0.001	2.2±0.5	3.5±1.7	0.0003
便形状スケール	2.4±1.1	3.9±1.3	<0.001	2.5±0.8	4.2±1.9	<0.001
大腸通過時間(h)	73.6±8.7	58.5±9.8	<0.001	71.5±10.6	56.4±7.5	0.01
Wexner便秘スコア	12.7±2.5	8.6±1.5	<0.001	11.3±0.8	8.4±1.2	<0.001

無作為化試験：通過時間遅延型便秘症患者30名に24歳健常人の糞便を、経鼻チューブで6日連続投与した。

図1. 慢性便秘に対する糞便移植の有効性 ［文献1より作成］

参考文献

1) Tian H, et al. Fecal microbiota transplantation in patients with slow-transit constipation: A randomized, clinical trial. PLoS One. 2017; 12: e0171308.

（内藤 裕二）

2章　私の処方

10 神経 ― 脳梗塞

脳梗塞と便秘

　脳梗塞は脳血管の閉塞により運動麻痺、運動失調、知覚障害、高次機能障害など様々な臨床症状を呈する。代表的な運動麻痺により、日常生活動作が制限され、活動量が低下するため、便秘をきたすことが多い。また再発予防のため抗血小板薬・抗凝固薬を服用するため、便秘時に腹圧をかけることにより頭蓋内出血、消化管出血の誘因になる可能性がある。

　脳梗塞はアテローム血栓性、ラクナ梗塞、心原性脳塞栓症に分類されるが、それぞれ異なる危険因子を合併している。アテローム血栓性では高血圧・糖尿病・脂質代謝異常、ラクナ梗塞では高血圧、心原性脳塞栓症では心房細動が最も危険因子であるが、いずれも便秘による悪化が問題となる。

　便秘と脳梗塞に関する研究によると、脳梗塞を発症した女性363例中便秘の頻度は30.3%、緩下剤使用は22.4%、男性510例中便秘の頻度は15.8%、緩下剤使用は12.5%であった[1]。便秘があることは年齢、脳卒中危険因子などで補正しても男性で1.37倍、女性で1.45倍、脳梗塞を発症しやすいことが報告されており、高齢者脳卒中予防の観点からも便通の管理は重要である[1]。また脳梗塞を発症した高齢者に対する抗血小板療法・抗凝固療法中の頭蓋内出血・消化管出血が問題となることが増加しており、特に脳梗塞急性期には慎重な管理が必要である。高齢者に多い心原性脳塞栓症の場合にはイレウスの合併頻度も高いとされ[2]、脳塞栓だけでなく腸間膜動脈血栓症も合併している場合が考えられ、嘔気・嘔吐を伴うような場合には注意が必要である。

治療方針

1　急性期の対応

　脳梗塞急性期にはベッド上で安静を保つ必要性があり、臥床が続き、経口摂取も制限されることがあると消化管蠕動運動も減少するため容易に便秘を誘発する。さらにベッドからの移動を制限されると、ベッド上で排泄となり、心理

的にも排便が難しくなる。治療方針としては、酸化マグネシウムにより便通改善を図るとともに、過剰な腹圧が出血の誘因となる可能性があり、適宜浣腸によって排便を促す。腎機能低下時には過剰のマグネシウムに陥らないように注意する。

2　慢性期の対応

　脳梗塞慢性期でも運動量の減少により、便秘を生じやすい。リハビリテーションにより一定の運動習慣化を図るとともに、嚥下障害などにより水分不足に陥りやすいため、心不全の問題がなければ水分摂取の励行に努める。酸化マグネシウムだけで排便が誘発しにくい時には血圧上昇に注意しながら刺激性下剤も併用する。

First line処方

　1. 酸化マグネシウム 2.0g、分3後

or 2. マグミット®錠 250mgまたは330mg 3錠、分3後

Second line処方

1. プルゼニド®錠12mg 1〜2錠、分1眠前

Third line処方

　1. ラキソベロン®内用液 0.67〜1.0ml、1日1回10〜15滴

or 2. ラキソベロン®錠2.5mg 1〜2錠、分1眠前

ここがポイント！

便秘による腹圧がかかると同時に頭蓋内圧亢進につながるため、便秘には頭蓋内出血をきたさないように過剰な腹圧をかけない配慮が重要である。

参考文献

1) Kubota Y, et al. Bowel Movement Frequency, Laxative Use, and Mortality From Coronary Heart Disease and Stroke Among Japanese Men and Women: The Japan Collaborative Cohort (JACC) Study. J Epidemiol. 2016; 26 :242-248.
2) 土生晃之. 回復期リハビリテーション病棟転院時に便秘によるイレウスを併発していた回復期脳卒中5症例の検討. リハビリテーション医学.2006; 43: Suppl. Page S313.

（水野 敏樹）

2章　私の処方

11 認知症

認知症高齢者と便秘

　認知症とは、何らかの病的機序により後天的に獲得した認知機能の発動が障害され、社会生活に支障をきたした状態と定義される。具体的には、Mini-Mental State Examination（MMSE）：23点以下、長谷川式簡易知能評価スケール 改訂版：20点以下、臨床認知症評価尺度：1点以上で、社会活動が独力では円滑に行えない病態をイメージして頂きたい。ポイントは、認知症が単独の疾患名ではないという点であり、そのため、認知機能障害、一般身体症候および神経症候の表現型も原因疾患ごとに異なる。特にレビー小体病理が関与する認知症では、末梢のアウエルバッハ神経叢および中枢の迷走神経背側核がレビー小体により変性脱落するため、他疾患に比べ便秘を認める頻度が高く、重篤化する。

　そもそも高齢者では、食事量や飲水量の低下が基盤にあり、生理的な腹筋群の筋力低下や腸管蠕動機能の低下、歯・口腔の諸問題による咀嚼能の低下、運動量の低下による腸管刺激の低下といった加齢性要因があいまって機能性便秘を生じやすい。認知症罹患高齢者では、こうした特性に加え、記憶障害や認知症に伴う心理・行動障害（BPSD）も便秘の成因あるいは増悪因子になりうる[1]。実際に排便はあるにも関わらず、そのこと自体を覚えておらず便秘を訴えるケース（偽性便秘）。排泄時の不手際を契機に生じた心理反応を故とした排便行為の忌避、幻視および妄想性誤認が排便行為の発動を制限し、便秘の成因および増悪因子となる場合もある。一方、便秘がさらなる便秘の誘引となり、BPSDや覚醒度の低下、見かけ上のパーキンソニズムの悪化につながることも知っておく必要がある[1]。

治療方針

1 まずは便秘を生じる成因をアセスメントし、非薬物的アプローチを行う

　水分摂取や運動の励行、食事内容の調整（不溶性食物繊維と水溶性食物繊維を2：1の割合で摂取）、腸管蠕動を抑制する薬剤の整理、BPSDの治療などが必須となる。

130

2 薬物療法の実際

ルビプロストンやエロビキシバットなどの上皮機能変容薬を基本薬剤とし、刺激性下剤は頓用使用に留める[2]。特に、アントラキノン系刺激性下剤の長期連用は、巨大結腸症を経てより難治の便秘を生じる可能性がある[3]。従って、頓用使用における第一選択は、ジフェノール系刺激性下剤とする。その他、ポリエチレングリコール製剤やマグネシウム製剤を上皮機能変容薬に併用する。

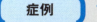

症例　70歳代、女性

レビー小体型認知症で通院加療中（図1）。

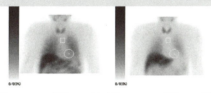

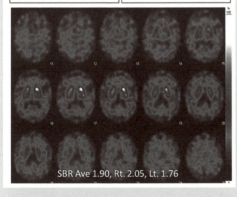

図1. レビー小体型認知症を診断するためのバイオマーカー
（提示症例より）

上段：MIBG心筋シンチグラフィ
MIBG心臓集積欠損を認める。

下段：Dopamine transporter SPECT
（123I-Ioflupane SPECT）
線条体でのドパミントランスポーター取り込み低下を認める。

アリセプト®（5mg）1錠とメネシット®（100mg）2錠で、認知機能はMMSE：25点（serial7's-4点、図形模写-1点）、幻視は消失し、運動症状は左上肢の筋強剛と動作緩慢（MDS-UPDRS Ⅲ 8点）を認める程度でコントロールされていた。家族より「介助がないと椅子から立ち上がれない。反応が鈍くて心配。幻視も再燃した」との電話相談があり、外来受診。MMSEはびまん性の低下を認め14点。MDS-UPDRS Ⅲ は21点

で、運動量減少と動作緩慢、歩行障害が増悪していた。腹部聴診では、右側腹部の腸蠕動音が亢進しており、触診にて左側腹部から下腹部にかけて便塊を触知した。家族によると便秘が悪化しており、ひどい時には1週間も排便を認めなかった。血液生化学検査および頭部CTに特記すべき異常はなく、脳波でびまん性に6-7Hzのθ波の混入を頻回に認め、腹部Xpにて大腸に糞便貯留像を認めた。診察の結果、便秘に伴い脳血液還流が消化管へシフトしたことで覚醒度が低下し、急激かつびまん性にMMSEの評点を低下させた可能性が示唆された。また、覚醒度の低下を理由に目的志向性の随意運動の遂行が阻害され、これが見かけ上の運動症状の悪化につながり、一方で、便秘による胃通過時間延長がメネシット®の不均一な吸収をもたらし、直接的かつ実際的な運動症状の悪化を生じた可能性が考えられた。便秘に対する治療を強化したところ、以前の病態まで改善を認めた。

First line 処方

1. アミティーザ® 24μg 2C、分2、朝夕食後

or 2. グーフィス® 5mg 2～3錠、分1、朝食前ないしは就前

Second line 処方

1. ＋マグミット® 500mg 3錠、分3、毎食後

必要に応じてラキソベロン® 内用液0.75％適量、分1、生活スタイルに合わせた時間で頓用使用

or 2. ＋新レシカルボン® 坐剤 1～2個挿肛（直腸まで内容物が下りてきている場合）

> **ここが ポイント！**
>
> 認知症罹患高齢者では、認知機能の低下やBPSDが加齢性要因に重畳することで便秘を生じる。便秘の成因や背景要因、増悪因子を検討し、内容に応じた対応をしなければならない。

参考文献

1）眞鍋雄太. 認知症，Parkinson病患者の便秘. medicina. 2016; 53: 1415-1419.
2）Ondo WG, et al. Placebo-controlled trial of lubiprostone for constipation associated with Parkinson disease. Neurology. 2012; 78: 1650-1654.
3）Fasano A, et al. Gastrointestinal dysfunction in Parkinson's disease. Lancet Neurol. 2015; 14: 625-639.

（眞鍋 雄太）

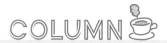

慢性便秘と大腸癌

　私の患者には便秘と大腸癌の関連について心配している人が多い。便秘を訴えて外来を受診した患者の危険なサインを見逃さず、大腸癌の除外診断を行うことは日常診療上、極めて重要である。さらに、慢性的に下剤を使用していることは大腸癌のリスクが上昇するとの報告もある[1]。過去1年間の下剤使用状況に関する質問から、「一度も使用していない」と回答した対象者を「非下剤使用者」、「ときおり使用した」と回答した対象者を「下剤使用者（週2回未満）」、「週2回以上使用した」と回答した患者を「下剤使用者（週2回以上）」と定義し、大腸癌発生の相対リスクを評価した報告がある。結果、「下剤使用者（週2回以上）」では「非下剤使用者」と比較し、大腸がん新規発生の相対リスクが高まることが示唆された（相対リスク2.76、95％信頼区間1.50－5.07）。症例対照研究のメタ解析[2]でもオッズ比1.68（1.29－2.18）と示され、大腸癌患者は便秘症を有するリスクが高いことが示されている（図1）。しかし、進行した大腸癌で腸管が狭窄した結果、腸閉塞のような便秘症を発症することは経験するが、慢性便秘症の前向き研究などでは決して大腸癌のリスク因子にはなっていない。大腸癌のリスク因子は、日常的活動度の低下（運動不足）、肥満、赤肉摂取、アルコールなどが主なものである。最近では、大腸癌と腸内細菌叢との関連も示唆され口腔内細菌である *Fusobacterium nucreatum* 菌の関与が強く示唆され、国内外で精力的に研究が進められている。

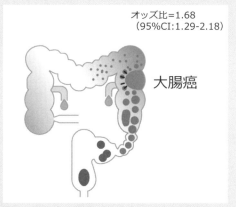

図1. 便秘症と大腸がん発生リスクの関連性

参考文献

1) Watanabe T, et al. Constipation, laxative use and risk of colorectal cancer: The Miyagi Cohort Study. Eur J Cancer. 2004; 40: 2109-2115.
2) Power AM, et al. Association between constipation and colorectal cancer: systematic review and meta-analysis of observational studies. Am J Gastroenterol. 2013; 108: 894-903.

（内藤 裕二）

2章　私の処方

12 自閉症関連疾患

自閉症スペクトラム障害（ASD）と便秘

　ASDは他者の言動に含まれる意図の理解や社会的文脈の推測に基づく対人関係の構築が困難であるなどの社会的コミュニケーション障害を主症状とする神経発達障害である。特徴的な認知行動様式として単調な常同運動、独特な言い回し、反響言語や同一性への固執、習慣への頑ななこだわり、儀式的行動や限定され執着する興味や感覚刺激への敏感あるいは鈍麻が認められる。

　ASDは複数の遺伝子が関与し、表現型に大きな幅を持つ遺伝性疾患であり、その多くが特発性である。ASDでは上記中核症状以外に多様な併存症を認め、極端な偏食症や異食症、夜尿症や遺尿症などの摂食・排泄の問題に加え、30〜70％の症例において少なくとも1つの機能性消化器障害を認め、そのうち便秘症が約半数を占めることが明らかとなっている[1]。

　また、様々な腸内細菌叢の偏位が指摘されており[2]、細菌叢の健全化が消化器症状の改善に加え、攻撃性や易刺激性の改善に資する可能性も報告されている[2] [3]。

治療方針

1 便塞栓を伴う場合

　トイレでの排便確立後の便失禁や漏便、排便時の激しい痛みや肛門からの出血に加え腹部触診で便塊を触知した場合には、便塞栓を疑い、可能な限り腹部単純Xp、超音波検査を実施する。便塞栓を確認できた場合は速やかに便塊除去を実施し、効果が得られた時点で、*2*の治療に移行する。経口薬と経直腸治療のいずれか、家族・本人の負担がより少ない方法を選択する。

2 便塞栓を伴わない場合

　食事・生活・排便習慣指導で改善が得られない場合は薬物療法を実施する。ASDは認知行動特性上、指導の実践が困難な場合が多く、薬物治療を積極的に行う。

A) 偏食が顕著な場合

　浸透圧性下剤での治療を開始し、効果が不十分な場合は刺激性下剤を用いる。いずれの服用も困難な場合には、数日おきの浣腸を実施する。自験例において水溶性食物繊維の服用が腸内環境および便秘症の改善に加え、興奮性の緩和に資する可能性を示唆する結果を得ており[3]、さらなる知見の集積が期待される。

B) 偏食が顕著でない場合

　上記方針に加え、消化管運動亢進作用を持つ漢方（大建中湯）を併用する場合もある。

症例　　4歳、男児

　離乳期より継続する便秘症に対し近医にて浣腸を適宜実施されていた。顕著な偏食と睡眠リズムの不整のため、生活指導の効果が乏しく、下剤の服用も困難なため、嗜好品に混ぜる形で水溶性食物繊維（サイファイバー®など）の摂取を開始。2週間後より、数日おきの自排便を認め、かんしゃくや中途覚醒の頻度が減るなどの効果も得られた。

First line処方

1. モビコール® 配合内用剤　2歳以上7歳未満　　1包、分1（適宜増減、最大4包）

　　　　　　　　　　　　　　7歳以上12歳未満　2包、分1（同上）

Second line処方

1. ラキソベロン® 内用液　1～3歳　　6滴

　　　　　　　　　　　　　4～6歳　　7滴

　　　　　　　　　　　　　7～15歳　10滴

　＋水溶性食物繊維　年齢＋5ｇ　ないし　20ｇ／日を目安に上記処方に併用

ここがポイント！

乳児期早期の難治例においては器質的疾患の鑑別を要する。乳幼児期においては不適切なトイレットトレーニングによる悪化を考慮し、トレーニング法が発達段階に応じたものであるかの確認を要する。学齢期～思春期症例では過敏性腸症候群の鑑別を要する。

参考文献

1) Penzol MJ, et al. Functional Gastrointestinal Disease in Autism Spectrum Disorder: A Retrospective Descriptive Study in a Clinical Sample. Front Psychiatry. 2019; 10: 179.
2) Srikantha P, et al. The Possible Role of the Microbiota-Gut-Brain-Axis in Autism Spectrum Disorder. Int J Mol Sci. 2019; 20.
3) Inoue R, et al. Dietary supplementation with partially hydrolyzed guar gum helps improve constipation and gut dysbiosis symptoms and behavioral irritability in children with autism spectrum disorder. J Clin Biochem Nutr. 2019; 64: 217-223.

（阪上 由子）

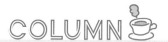

おなかの調子を整える食品

　日本では厚生労働省が、2001年4月にいわゆる健康食品の類型化として、表示可能な内容に応じて個別に審査して許可する「特定保健用食品（トクホ）」と、ある一定の規格基準を定めて許可する「栄養機能食品」に分け、両者をまとめて『保健機能食品』という制度を作った。現在、保健の効果を表示できるのは特定保健用食品（トクホ）だけで、体の生理学的機能などに影響を与える成分を含んでおり、血圧、血中のコレステロールなどを正常に保つことを助けるなどの特定の保健の効果が科学的に証明されている（国に科学的根拠を示して、有効性や安全性の審査を受けている）食品である。

　その中に、「おなかの調子を整える食品」として分類され、許可されているものがある（図1）。

《オリゴ糖類を含む食品》
・キシロオリゴ糖　・フラクトオリゴ糖　・大豆オリゴ糖　・イソマルトオリゴ糖 ・乳果オリゴ糖　・ラクチュロース　・ガラクトオリゴ糖　・ラフィノース
《乳酸菌類を含む食品》
・ラクトバチルスGG株　・ビフィドバクテリウム　・ロンガムBB536
・Lactobacillus delbrueckii subsp. bulgaricus2038株 と Streptococcus salivarius subsp. thermophilus1131株
・ヤクルト菌（L.カゼイ・シロタ株）　・B.ブルーベ・ヤクルト株
・Bifidobacterium lactis FK120　・Bifidobacterium lactis LKM512
・L.アシドフィルスCK92株 と L.ヘルベティカスCK60株
・カゼイ菌（NY1301株）　・L.カゼイSBR1202株
《食物繊維類を含む食品》
・ポリデキストロース　・サイリウム種皮由来の食物繊維　・難消化性デキストリン
・グアーガム分解物　・小麦ふすま　・低分子化アルギン酸ナトリウム
・ビール酵母由来の食物繊維　・寒天由来の食物繊維　・小麦外皮由来の食物繊維
・水溶性コーンファイバー
《その他の成分を含む食品》
・プロピオン酸菌による乳清発酵物

図1．おなかの調子を整える食品

（内藤　裕二）

2章　私の処方

13 消化器外科 ― 術後

消化器外科手術と便秘

　長時間の腹部手術後には手術の侵襲や手術操作による腸管へのダメージから腸管浮腫をきたし腸管麻痺が生ずる。特に吻合を伴う消化管手術では一定の絶食期間を必要とするため、さらに便秘傾向が強まる。近年の腹腔鏡下手術の普及は術後腸管麻痺の発生率の低下に寄与している。開腹手術と異なり閉鎖空間での操作となるため腸管の湿潤環境を維持しやすく腸管蠕動の早期回復が期待できる。また術後縫合不全や腹腔内膿瘍、消化管穿孔による汎発性腹膜炎では広範囲の腸管が障害されるため、高度の腸管麻痺をきたすことが多い。重症腹膜炎手術後はショックや敗血症の制御など救命処置が主たる治療となるため、腸管麻痺や便秘は遷延する。

消化器外科手術の治療方針

1 定期手術後

　飲水が可能となれば大建中湯など腸管運動促進薬を術後早期から開始する。食事再開後も排便がみられない場合は適宜酸化マグネシウム製剤やモサプリドクエン酸塩製剤を追加する。

2 高度腸管麻痺例

　腹部膨満が顕著で経口摂取が再開できなかったり、嘔吐を伴うような場合は経鼻胃管やイレウス管を留置し消化管内の減圧を図る。減圧チューブ抜去後は腸管運動促進薬を経口または経静脈的に投与する。

> **症例** 　80歳代、女性

他院人間ドックのPET-CTにて上行結腸にFDGの異常集積を認めたため、下部消化管内視鏡を施行した。上行結腸に亜全周性狭窄を認め、生検の結果、上行結腸癌の診断に至った。術前病期T4aN1aM0 StageⅢbに対し腹腔鏡下回盲部切除術D3郭清を施行した（図1）。第2病日より大建中湯を投与したが第3病日の食事再開後も排便がなく、第6病日よりマグミット®を追加処方し第8病日に排便を認めた。第11病日に軽快退院した。

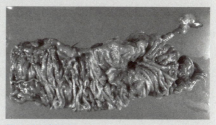

図1. 切除標本

First line処方

1. 大建中湯　7.5〜15g、分3前 または 分3間

Second line処方

1. マグミット®　330mg 3錠、分3後
2. ガスモチン®錠 5mg 3錠、分3後

ここがポイント！

- 手術後は経口摂取再開後、いかにして早期に排便を促すかが重要である。
- 便秘を漫然と放置すると術後イレウスのきっかけとなる。

参考文献

- 北野正剛 監. 消化器外科 周術期合併症のminimal requirements −重症度の階層化とその対策. メジカルビュー社. 2015.
- 畠山勝義 監. 標準外科学 第14版. 医学書院. 2016.

（栗生 宜明）

2章 私の処方

14 肺癌術後

肺がん手術と便秘

　肺がん手術では手術侵襲に伴い、肺の解剖学的体積の減少および骨性胸郭変形の影響から手術後に肺機能が低下する。標準肺切除術となっている肺葉切除術では術後肺機能は80％程度になる。

　それに加えて「肺の生活習慣病」ともいえる慢性閉塞性肺疾患が高齢者で増加しており、手術前から低肺機能であることも多い。肺がん手術後の排便時の怒責呼吸は排便時の一過性の低酸素血症につながるため注意が必要である[1]。

　肺がんの進行度によっては、手術後に抗がん剤による化学療法を行う必要もある。抗がん剤によって、腸の動きを支配する自律神経が障害されることで蠕動運動が低下し、便秘症になる。ビノレルビン、パクリタキセル、ドセタキセルなどの抗がん剤とともに、同時に処方される制吐剤の5-HT$_3$受容体拮抗薬も腸の蠕動運動を減弱させる。

　近年、治療薬として脚光を浴びてきているゲフィチニブなどの分子標的薬も下痢や便秘などの消化管症状を引き起こす。このように呼吸器疾患の治療周辺であっても慢性便秘のコントロールは重要な意義を持つ。

治療方針

1 肺がんの肺切除術の術後の便秘症

　酸化マグネシウムを中心とした便通改善に努める。術前の慢性閉塞性肺疾患の存在や便通状況も踏まえて、術後に怒責呼吸が必要にならないように配慮する。術後、離床を促進し、歩行を促す。水分と食物繊維摂取の推奨も行う。

2 手術後の抗がん剤治療に関係する便秘症

　自律神経に対しての薬の副作用の発症である場合が多く改善しにくい。このため、酸化マグネシウムを中心とした投薬をベースとした上で状況に応じて、以下のSecond lineをためらわずに使用する。

症例　70歳代、男性

左肺門部肺腺癌ステージ3Bで左肺全摘術と心嚢合併切除を行った（図1）。術後、既往の便秘症もあり、排便時の怒責呼吸時に呼吸苦がひどく、心理的に呼吸苦への強い不安症状が出現した。このため、排便を抑制するために食事量を減少させねばとし、食欲不振にもつながった。このため、手術後下記のFirst lineで対応していたが、さらに大建中湯を追加して経過観察とした。排便が安定すると食事量も増え栄養状態も改善し、術後再発もなく良好に推移している。

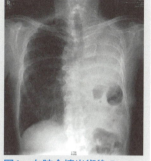

図1．左肺全摘出術後の胸部レントゲン写真

First line処方
1. 酸化マグネシウム 2.0g、分3後

Second line処方
1. ＋大建中湯 15.0g、分3前
or 2. ＋麻子仁丸 7.5g、分3前
or 3. ＋アミティーザ® 24μg 2C、分2、朝夕
4. ＋生活指導：散歩などの運動[2]、食物繊維摂取の促進とビフィズス菌関連プロバイオティクスの紹介

ここがポイント！

慢性閉塞性肺疾患に付随する肺がんの肺切除術では術後の肺機能低下は避けられない。排便時の怒責呼吸（constrained respiration）は低酸素血症につながり、患者の呼吸苦への不安要因になり食事と栄養状態の悪化要因になりうるので、十分な配慮が必要である。

参考文献
1) 今村祐一朗, 他. 慢性呼吸器疾患患者における排泄中の低酸素血症. 日本呼吸ケア・リハビリテーション学会誌. 2016; 26: 273-276.
2) Ozturk A, et al. Evaluating quality of life and pulmonary function of long-term survivors of non-small cell lung cancer treated with radical or postoperative radiotherapy. Am J Clin Oncol. 2009; 32: 65-72.

（島田　順一）

2章　私の処方

15 消化器 ― 慢性便秘症

慢性便秘症

　便秘はあらゆる診療科で遭遇する疾患で、その有病者は近年非常に増加している。平成28年度の「国民生活基礎調査」によれば、日本における便秘有訴者率は、男性2.5％、女性4.6％で、20〜60歳では女性に多く、60歳以上で男女ともに増加し、80歳以上の高齢者では男女差なく増加している。慢性便秘症の有無による生存率を検討した報告から、便秘そのものが命を縮める可能性のある疾患であると認識されるようになってきた[1]。慢性便秘症は、心血管疾患や脳卒中の死亡リスクを有意に上昇させると報告[2]されており、また便秘そのものとパーキンソン病との発症リスクの関連の報告[3]もある。慢性便秘症は、患者のQOLを低下させるだけでなく他疾患のリスク上昇にもつながることがあるため、積極的な治療介入が求められる。

　日本では便秘の薬物療法として、長らく酸化マグネシウムや、センノシドを中心とした刺激性下剤の治療が続いてきた。しかし、酸化マグネシウムは高齢者や腎機能低下患者における高マグネシウム血症のリスクがあり、また刺激性下剤は連用による耐性の問題がある。2017年10月にガイドライン[4]が刊行され、近年新しい便秘薬が相次いで登場し治療の選択肢が広がってきている。各薬剤の特徴を理解し、その適切な使用法が求められる。

142

慢性便秘症の治療方針

1 生活習慣の改善、食事指導

十分な水分摂取、朝食をしっかり食べる、食物繊維摂取量の正常化（18〜20g/日が目標）、規則正しい生活リズム、十分な睡眠、適度な運動、便意を感じたら我慢しない。

2 薬物療法

非刺激性下剤から開始し各種変更、調整する。

- ・腎機能障害がない場合
  - ➡酸化マグネシウム
- ・腎機能障害がある場合、減量を細目に行いたい
  - ➡ルビプロストン（アミティーザ®）
- ・減量だけでなく増量も行いたい
  - ➡エロビキシバット（グーフィス®）
- ・増減を細かに行いたい
  - ➡ポリエチレングリコール（モビコール®）
- ・便意を感じていない患者
  - ➡エロビキシバット（グーフィス®）
- ・小児や若い女性
  - ➡ポリエチレングリコール（モビコール®）
- ・腹痛を伴う便秘
  - ➡リナクロチド（リンゼス®）
- ・排便がない場合のレスキューとして
  - ➡センノシド（プルゼニド®）、ピコスルファートナトリウム（ラキソベロン®）

3 専門的検査・治療を要するような便秘の見極め、時に外科的治療

骨盤底筋協調運動障害、直腸瘤、結腸無力症など。

症例　70歳代、女性

元来便秘。10年ほど前から、市販の刺激性下剤を頻用、徐々に増量しないと排便が得られなくなった。最近では便回数4〜5日に1回、ブリストル便形状スケールではタイプ2と硬便。大腸内視鏡検査では（偽）メラノーシス（図1）を認めた。器質的狭窄は認めなかった。

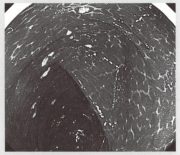

図1．大腸（偽）メラノーシスの内視鏡像

First line処方

1. 酸化マグネシウム　2.0g、分3、毎食後（腎機能低下例では減量）

or　2. アミティーザ®　12・24μg　2C、分2、朝夕食後

Second line処方

1. ＋リンゼス® 0.25mg 2錠、分1、食前（症状により1回1錠に減量）

or　2. ＋グーフィス® 5mg 2錠、分1、食前（症状により1回1〜3錠に増減）

or　3. ＋モビコール® 2包、分1（成人では症状により1回量4包、1日量6包まで増量可）

ここがポイント！

- 非刺激性下剤を基本として、ブリストル便形状スケールで3〜5になるように、薬剤の種類や用量を調整する。
- 酸化マグネシウムの長期使用例は、定期的に血清Mg濃度を測定する。
- 刺激性下剤はレスキューとして頓服の使用とし漫然と長期連用することは避ける。

参考文献

1) Chang JY, et al. Impact of functional gastrointestinal disorders on survival in the community. Am J Gastroenterol. 2010; 105: 822-832.
2) Honkura K, et al. Defecation frequency and cardiovascular disease mortality in Japan: The Ohsaki cohort study. Atherosclerosis. 2016; 246: 251-256.
3) Svensson E, et al. Constipation and risk of Parkinson's disease: A Danish population-based cohort study. Parkinsonism Relat Disord. 2016; 28: 18-22.
4) 日本消化器病学会関連研究会 慢性便秘の診断・治療研究会 編．慢性便秘症診療ガイドライン2017．南江堂．2017．

（野村 栄樹）

2章　私の処方

16 消化器 ― 便秘型過敏性腸症候群

便秘型過敏性腸症候群

　過敏性腸症候群（IBS）は、消化管に器質的異常を認めないにも関わらず、腹痛を伴う便通異常が慢性もしくは再発性に持続する機能性障害の代表的な疾患である。原因は十分に解明されていないが、消化管運動機能の異常と、知覚過敏が大きな要因と考えられている。日本では、その診断、治療に際し、『機能性消化管疾患診療ガイドライン2014 - 過敏性腸症候群』[1] が刊行されている。このガイドラインは国際的診断基準としてのRome IIIをもとに作成されたが、2016年にRome IV基準[2] に改訂された。新基準では、診断において腹痛を伴うことが必須となったほか、Rome IIIに比べ実臨床において汎用性の高い定義となっている。IBSはブリストル便形状スケールに基づいた便性状とその頻度から、便秘型（IBS-C）・下痢型（IBS-D）・混合型（IBS-M）・分類不能型（IBS-U）の4つに分類。男性はIBS-D、女性はIBS-Cが多い。

　Rome IVの診断基準では慢性機能性便秘はIBSの除外診断が必要と記載があるが、実臨床ではオーバーラップする症例や区別できない症例があることから、『慢性便秘症診療ガイドライン2017』[3] では、IBS-Cも慢性便秘症の範疇に含まれる。

便秘型過敏性腸症候群の治療方針

　ガイドライン[1] では3段階の治療フローチャートが提示されている。

1 第1段階

・患者 - 医師間の信頼関係を構築し、食事・生活習慣の改善指導を行う。
・油脂や香辛料の制限、高繊維食の摂取を促す。低FODMAPダイエット食の推奨。
・IBSのいずれの型にも基本治療薬として消化管機能調節薬であるトリメブチンマレイン酸塩（セレキノン®）、高分子重合体であるポリカルボフィルカルシウム（ポリフル® /コロネル®）が有効。

145

- IBS-Cの場合、酸化マグネシウムやリナクロチド（リンゼス®）、ルビプロストン（アミティーザ®）を投与する。
- 腹痛が強い場合は、抗コリン薬を併用する。

2 第2段階
- 心理的異常についての評価。抗うつ薬や抗不安薬の投与を考慮。

3 第3段階
- 心理療法を行う。心理的要因が強い場合は心療内科にコンサルト。幻覚、妄想、パーソナリティ障害などがみられる場合は精神科など専門医にコンサルトを行う。

症例 40歳代、女性

　1年前から時々腹痛と便秘症状あり。3ヶ月前からは、ほぼ毎日腹痛あり。排便の1/4超は兎糞状の硬便で排便をすると楽になる。症状はストレスで増悪する。前医で整腸剤を処方されたが改善を認めずに当院紹介となる。大腸内視鏡検査では特に異常を認めなかった。IBS-Cと診断した。

First line処方

　1. セレキノン® 300〜600mg、分3、毎食後または食前
or 2. ポリフル®/コロネル® 1500〜3000mg、分3、毎食後

Second line処方

　1. +酸化マグネシウム 2.0g、分3、毎食後（腎機能低下例では減量）
or 2. +リンゼス® 0.25mg 2錠、分1、食前（症状により1回1錠に減量）
or 3. +アミティーザ® 12・24μg 2C、分2、朝夕食後

Third line処方

　1. トランコロン® 45mg、分3、毎食後
or 2. チアトン® 15〜30mg、分3、毎食後あるいは食前 or 腹痛時5〜10mg頓服

> **ここが ポイント！**
>
> まず基本治療薬として、消化管機能調節薬や高分子重合体などを用いる。効果が不十分な場合には、優位な症状に対してIBS-Cでは非刺激性下剤を使用する。腹痛が優位な場合、抗コリン薬を併用する。

参考文献

1）日本消化器病学会 編. 機能性消化管疾患診療ガイドライン2014-過敏性腸症候群(IBS). 南江堂. 2014.

2）Mearin F, et al. Bowel Disorders. Gastroenterology. 2016; 150: 1393-1407.

3）日本消化器病学会関連研究会 慢性便秘の診断・治療研究会 編.慢性便秘症診療ガイドライン2017. 南江堂. 2017.

（野村 栄樹）

2章 私の処方

 消化器 — 大腸憩室症

大腸憩室症と便秘

　大腸憩室症は大腸壁の筋層の欠損の隙間から腸粘膜だけが壁外に飛び出す仮性憩室がほとんどである。従来、日本人では上行結腸中心の右側大腸に高頻度であったが、最近、S状結腸を中心にした左側大腸症例が増加している。大腸検査の約10〜30％程度の頻度で見つかる。

　最近の大腸憩室症976例の報告では、便秘の頻度は約30％であり、大腸憩室症の発生は、年齢、BMI、糖尿病と有意な相関があり、便秘との相関はないとされている[1]。合併症としての憩室炎や出血は急性期治療の対象になる。

　最近では高齢者に対する抗凝固療法実施中の出血症例が増加し、救急受診数が増加傾向にある。便秘が大腸憩室症の原因であるとのエビデンスはないが、食物繊維の摂取不足や便秘などによる腸管内圧亢進が関与しているとされている。大腸憩室症、中でもS状結腸多発憩室症では、便秘症状を訴えることもあり慢性便秘症との鑑別診断上、重要な高頻度の疾患である。

治療方針

1　炎症や出血のない有症状大腸憩室症

　　　酸化マグネシウムを中心にした便通改善に努める。食物繊維摂取の推奨やリファキシミン（400mg×2、月に7日間）投与が有用との報告もあるが、エビデンスは十分ではない[2]。

2　検診などで発見された無症状大腸憩室症

　　　急性大腸憩室症による救急入院のリスク因子の解析結果でも、便秘症との関連は明らかではなく[3]、大腸憩室症の便秘症対策についてはさらに検討が必要である。

> **症例** 60歳代、女性

心臓弁膜症で治療中、抗凝固療法（ワーファリン® 1.0mg錠、2錠分1朝、INR=2.1）で治療中。特に誘因なく、腹痛もないが、比較的大量の血便を主訴に救急来院。緊急大腸内視鏡によりS状結腸に凝血塊を認めるも、出血源は同定できず、噴出性の出血も認めなかった。翌日の前処置後の大腸内視鏡によりS状結腸に多数の憩室を認めたが（図1）、出血源は明らかでなく、下記処方で経過観察とした。血液生化学所見では、炎症所見も含め異常なし。

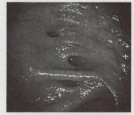

図1. 大腸多発憩室症の内視鏡像

First line処方

1. 酸化マグネシウム 2.0g、分3後
   パントシン散® 2.0g、分3後

Second line処方

1. ＋アミティーザ® 24μg 2C、分2、朝夕食後

> **ここがポイント！**
>
> 出血後、止血した大腸憩室症の再出血率は1年後20〜35％とされ、慎重な経過観察が必要。抗凝固薬は止血が確認できれば、再開すべきである。

参考文献

1) Braunschmid T, et al. Constipation is not associated with diverticular disease - Analysis of 976 patients. Int J Surg. 2015; 19: 42-45.
2) Maconi G. Diagnosis of symptomatic uncomplicated diverticular disease and the role of Rifaximin in management. Acta Biomed. 2017; 88: 25-32.
3) Jamal Talabani A, et al. Risk factors of admission for acute colonic diverticulitis in a population-based cohort study: The North Trondelag Health Study, Norway. World J Gastroenterol. 2016; 22: 10663-10672.

（内藤 裕二）

2章　私の処方

18　消化器 — 肝疾患

肝疾患と便秘

　ウイルス感染やアルコール過剰摂取、過栄養による脂肪肝炎などの進行により肝機能は低下し、慢性肝炎から肝硬変、肝癌へと病態が進行。消化管の異常による下痢、便秘からの栄養不足は特に肝不全症状（浮腫、腹水、肝性脳症）や肝癌の発生に関与することが知られ、栄養状態は慢性肝疾患の予後を左右する。その中でも肝性脳症の治療や予防に便秘のコントロールは非常に重要である。肝性脳症の主な誘因として血中アンモニアの上昇が考えられ、食物や消化管出血などに由来するタンパク質が腸管内で腸内細菌（アンモニア産生菌）によって代謝される過程で産生される。腸管より吸収されたアンモニアは、肝機能が正常な場合、門脈を通じて肝臓に入り、代謝・解毒される。しかし、肝機能の低下による代謝能の低下や門脈－大循環短絡路の形成により、アンモニアの血中濃度は上昇し、循環血を介して脳に到達し、肝性脳症を発症する。肝性脳症の悪化誘因の一つとして便秘が挙げられる。

　便秘に伴う肝性脳症の治療は合成二糖類（ラクツロース）が中心であり、現在も推奨されているが[1]、糖尿病併存患者や高齢者は慎重投与となっている。肝硬変患者の高齢化に伴い、糖尿病の合併が増加しており、また昨今は上皮機能変容薬などの新しい作用機序を持つ便秘薬が使用できるようになり、その使い分けが重要と考えられる[2]。

　最近では肝硬変に伴うLeaky Gut症候群も注目されており、腸のバリア機能の破壊や透過性亢進により本来は腸で排除されるべき様々な有害物質が肝内に入り込み、さらに肝の病態悪化を招く[3]。このように肝疾患においては単に便秘改善のみでなく、腸肝循環全体を理解しながら治療をしていく必要があると考えられる。

肝疾患を伴う便秘の治療方針

1　肝硬変、肝性脳症の既往がある場合

　高齢者やLeaky Gutを合併している可能性も考えて、アミティーザ®（24μg 2c、分2、朝夕後）を中心にまずは便通改善に努める。抗菌薬リフキシマ®も有用

であるが、適応は肝性脳症における高アンモニア血症のみであることに注意が必要である。

2 肝機能が保たれている場合

健常人と同じ治療が可能だが、下痢が持続するとタンパク漏出による低アルブミン血症が悪化し、浮腫や腹水が出現する可能性がある。適切な便秘薬の調整が必要である。

症例 60歳代、男性

【主訴】 意識障害

200X年下痢にて初診。その際アルコール性肝硬変も指摘あり。その後不定期に経過観察。肝性脳症、腹水などの症状あり。利尿剤や分岐鎖アミノ酸製剤、ラクツロースなどで対処するも、便秘をきっかけに意識障害が出現したため、肝性脳症コントロール目的に入院となった（図1）。現在は禁酒、以前飲酒（ビール3、4杯／日）。ラクツロース（ラグノース® NF経口ゼリー）、アミノレバン®、ビオフェルミン®を服用中。

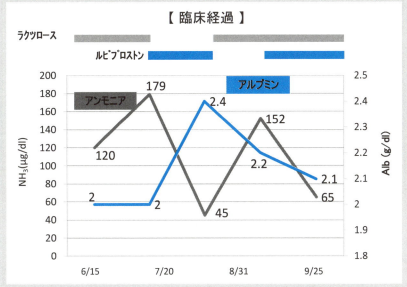

図1. 入院後の臨床経過と血中アルブミン、アンモニア値の推移

First line 処方

1. アミティーザ® 24μg 2C、分2、朝夕食後

Second line 処方

1. ＋リフキシマ® 200mg 6錠、毎食後

ここが ポイント！

肝性脳症を伴う便秘症に対して便秘改善は当然のこと、低アルブミン血症、易出血性、易感染性などの病態を考え治療を行う。腸管浮腫が生じていることもあり薬剤の吸収不良の可能性も考える。

参考文献

1）Fukui H, et al. Evidence-based Clinical Practice Guidelines for Liver Cirrhosis 2015. J Gastroenterol. 2016; 51: 629-650.

2）Kato T, et al. Lubiprostone improves intestinal permeability in humans, a novel therapy for the leaky gut: A prospective randomized pilot study in healthy volunteers. PLoS One. 2017; 12: e0175626.

3）Fukui H. Gut-liver axis in liver cirrhosis: How to manage leaky gut and endotoxemia. World J Hepatol. 2015; 7: 425-442.

（法水 淳）

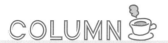

慢性便秘とビフィズス菌

　ビフィズス菌がプロバイオティクスとして使用されたのはTisier教授が小児の慢性下痢症に使用したことに始まる。日本で使用可能な医療用医薬品としてのビフィズス菌製剤としては、ビオスミン®配合散、ビオフェルミン®錠剤、ラックビー®錠、ラックビー®微粒Nなどがあるが、慢性便秘症としての効能はなく、腸内菌叢の異常による諸症状の改善となっている。いずれの薬剤も、ヒト臨床試験におけるエビデンスは十分ではない。最近Takagiらは日本人健常者のブリストル便形状スケールと腸内細菌叢の関連について明らかにした[1]。その結果では、興味あることに女性の便形状スケールが減少する（便秘に近づく）ことに逆比例してビフィズス菌の占有率が増加することを報告している（図1）。

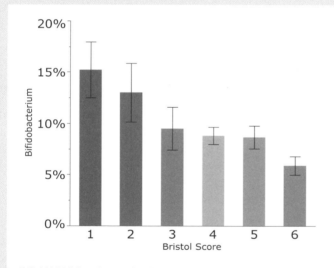

健常女性131名のブリストル便形状スケールと*Bifidobacterium*属の相関を見ると、スコア1・2の便秘傾向ほど*Bifidobacterium*属の占有率が高い。

図1．便秘傾向に*Bifidobacterium*が多い？（文献1より作成）

参考文献

1) Takagi T, et al. Differences in gut microbiota associated with age, sex, and stool consistency in healthy Japanese subjects. J Gastroenterol. 2019; 54: 53-63.

（内藤　裕二）

2章　私の処方

19 小児科領域

小児便秘（慢性機能性便秘症）

　便秘とは、「本来体外に排出すべき糞便を十分量かつ快適に排出できない状態」であり、便秘症とは、便秘による腹痛、腹部膨満感、排便困難などの症状が現れ、検査や治療を必要とする場合である[1) 2)]。慢性機能性便秘症の診断基準としてRome IIIが使用されている。

機能性便秘の診断基準〔Rome III（2006年）〕
《小児／青年期》 発達年齢が少なくとも4歳以上の小児では、以下の項目の少なくとも2つ以上があり、過敏性腸症候群の基準を満たさないこと。 1.　1週間に2回以下のトイレでの排便 2.　少なくとも週に1回の便失禁 3.　便を我慢する姿勢や過度の自発的便の貯留の既往 4.　痛みを伴う、あるいは硬い便通の既往 5.　直腸に大きな便塊の存在 6.　トイレが詰まるくらい大きな便の既往 診断前、少なくとも2ヶ月にわたり、週1回以上基準を満たす。 《乳児／幼児》 4歳未満の小児では、以下の項目の少なくとも2つが1ヶ月以上あること。 1.　1週間に2回以下の排便 2.　トイレでの排便を習得した後、少なくとも週に1回の便失禁 3.　過度の便の貯留の既往 4.　痛みを伴う、あるいは硬い便通の既往 5.　直腸に大きな便塊の存在 6.　トイレが詰まるくらい大きな便の既往 随伴症状として、易刺激性、食欲低下、早期満腹感などがある。大きな便の排便後、随伴症状はすぐに消失する。 乳児では、排便が週2回以下、あるいは硬くて痛みを伴う排便で、かつ診断基準の少なくとも1つがある場合、便秘だとみなされる。

154

小児便秘症（慢性機能性便秘症、以下、便秘）をきたす時期や契機として、①乳児の母乳から人工乳への移行、あるいは離乳食の開始、②幼児のトイレでの排便習得期、③学童の通学開始や学校での排泄回避の3つが知られている[2]。

　便秘は治療後の再発や成人期への移行も少なくない。便秘で貯留した硬く大きい便を排泄する際の排便痛や肛門裂傷のため、排便を嫌がり控えるようになり、便の滞留に伴う水分の再吸収、腸内細菌叢の異常（dysbiosis）をきたし、便秘が悪化する悪循環が起こる[2]。便秘により直腸内に便塊を形成すると、直腸の拡張による排便感覚の低下、便塊の周囲から液状の便が漏れるようになり、下着汚染や便失禁をきたす（overflow incontinence）。便秘の合併症として、尿路感染症や水腎症、膀胱尿管逆流などの尿路系疾患、機能的膀胱異常をきたすことも多い[2]。

小児便秘の治療方針

　便秘の治療は上述の悪循環を断ち切り、便秘でない状態、すなわち、週3回以上の苦痛を伴わない排便、遺糞など便秘症に伴う症状を認めず、患児・養育者のQOLが損なわれていない状態を維持することを目標とする。診断、治療の概要を以下に示す。

1　診断、治療の概要

1）症状・病歴、身体所見および必要に応じて画像検査を行い便秘症の診断を行う。ヒルシュスプルング病、直腸肛門奇形、二分脊椎などの器質的疾患を除外する。

2）fecal impaction（便塞栓）のある場合には、速やかに完全な disimpaction（便塊除去）を行う。便塊除去は経口治療薬、経直腸治療（坐薬や浣腸）、あるいは両者の組み合わせで行う。

3）生活・食事指導、薬物療法により便秘でない状態を維持する。

2　小児便秘治療に用いられる薬物療法（治療薬）

1）大腸刺激性下剤（センノシド、ピスコルファートナトリウムなど）：
効果は強力で短期の使用は問題ないが、耐性があり維持治療での長期連用は避ける。

2) 浸透圧下剤［酸化マグネシウム、ラクツロース、ポリエチレングリコール（PEG）］：

酸化マグネシウムは比較的安全性は高いが高マグネシウム血症のリスクがあり、心疾患、腎疾患を有する患者には注意を要する。ラクツロースは二糖類・難消化性オリゴ糖で浸透圧下剤としての効果は弱いがプレバイオティクスとしての効果も期待できる。PEGは最近承認された薬剤であるがエビデンスは高く、海外では小児便秘の第一選択の治療薬とされる。

3) 上皮機能変容薬（ルビプロストン、リナクロチド）、胆汁酸トランスポーター阻害剤（エロビキシバット）：

小児への安全性は確立されていないが年長児では有用。

4) プロバイオティクス（乳酸菌、ビフィズス菌、酪酸菌など）、

プレバイオティクス（オリゴ糖、食物繊維）：

便秘治療に関するエビデンスは乏しいが、症例によっては腸内細菌叢改善や短鎖脂肪酸産生による効果が期待できる。

5) 漢方薬：

大黄（主成分はセンノシド）を含むもの（桂枝加芍薬大黄湯など）は刺激性下剤であるが、腹痛を伴う場合に有効。建中湯類の効能に便秘は含まれていないが、便秘に伴う症状には有効[3]。

症例 　7歳、男児

発達障がい、注意欠陥多動性障害の疑いにて小児科フォロー中。離乳食開始時より排便回数の減少、トイレでの排便の習得、自立が遅れ、オムツに立位で排便する。小学校入学後、症状が悪化し、便が硬く排便時に痛みを伴い便に血液が付着、液状の便汁がオムツに付着する。初診時、下腹部の触診、直腸診で便塊を触知した。連日のグリセリン浣腸と酸化マグネシウム、ピスコルファートナトリウムの経口投与にて便塊除去を試みたが、浣腸を嫌がり自宅での処置は困難であった。診断を兼ねたガストログラフィン注腸造影とポリエチレングリコール（PEG）の内服により直腸の便塊はなくなり、下記の処方で維持、経過観察とした。

First line 処方

1. モビコール® 配合内用剤 2包、分2後、ミヤBM® 細粒 3.0g、分3後

Second line 処方

　　1. ＋桂枝加芍薬大黄湯（0.1～0.2g/kg/日）

or　2. ＋小建中湯（0.2～0.3g/kg/日）、分3前

ここが ポイント！

発達障がい、トイレットトレーニングの不成功は便秘の増悪、難治化因子の一つ。便塊除去後に浸透圧下剤（PEGが第一選択）＋αで維持する。ガストログラフィン注腸は便塊除去に有効。

参考文献

1）日本消化器病学会関連研究会 慢性便秘の診断・治療研究会 編. 慢性便秘症診療ガイドライン 2017. 南江堂. 2017.
2）日本小児栄養消化器肝臓学会，日本小児消化管機能研究会 編. 小児慢性機能性便秘症診療ガイドライン. 診断と治療社. 2013.
3）川原央好. 小児外科領域の漢方薬治療. ライフサイエンス社. 2019; 16-19.

（和田 基）

2章　私の処方

20 妊婦

妊婦における便秘の機序とコントロールの必要性

　妊娠中の女性の約11〜38％が便秘を経験すると推定されている[1]。従来、卵巣で排卵が起こった後は黄体から、妊娠が成立すると妊娠黄体から、妊娠10週頃からは胎盤から、それぞれ持続的に黄体ホルモン（プロゲステロン）が分泌されるようになり、妊娠の継続に伴い血中濃度は分娩時まで漸増する。プロゲステロンによる子宮収縮抑制作用は、妊娠を継続安定化させるために不可欠であるが、腸管平滑筋に対しても収縮抑制作用を示し、同時に腸管からの水分吸収率も高めることから、両者の作用が相まって、便が硬くなり便秘病態が形成される。一方、妊娠中期・後期になると、子宮の増大に伴い消化管は機械的に圧迫され、腸管運動は低下し、便秘の増悪因子となる。また、食生活の変化や妊娠悪阻、運動不足やストレスなども便秘増悪の一因となる[2]。

　慢性的な便秘は、妊婦のQOL低下につながりやすい。妊娠中は、直腸静脈が妊娠子宮により圧迫されており、硬便のためのいきみは、痔核を生じやすくする。いきみに伴う痔核からの出血や腹痛・腹部の張りが、便秘によるものなのか、切迫流産の兆候なのかと、悩まれる妊婦も多い。これら不安を解消するためにも、早期からの排便コントロールが必要となってくる。

妊婦における便秘の治療方針

　排便コントロールや治療の必要性を丁寧に説明した後、適度な運動、規則正しい食生活などで便秘が解消される場合もある。水分を多く摂ること、適度な不溶性食物繊維（穀類、豆類、根菜類など）の摂取、水溶性食物繊維（こんにゃくや海藻）の摂取は、腸内環境の改善や便を軟らかくする働きもあり効果的である。しかし、改善されない場合は、薬物治療が必要となる。この局面で不安視されるのは、胎児への影響についてである。つまり、胎盤通過性による催奇形性と胎児毒性、妊娠の継続維持について危惧される。

妊婦における便秘の薬物治療

　「催奇形性」とは胎児の形態異常を起こすことであり、サリドマイドによる四肢形成異常がその例である。「胎児毒性」とは、胎児の機能・発育に対して悪影響を与えることを意味し、非ステロイド性抗炎症薬使用による動脈管収縮がその代表である。これらを引き起こすには、母体に吸収された医薬品成分が、胎盤を通過し胎児にまで到達する必要がある。

　日本で汎用される酸化マグネシウムは、胃・腸管からほとんど吸収されずに重炭酸塩へと変化し、排便を促す作用を有する塩類下剤である。ごくわずかではあるが腎から吸収され、マグネシウムイオンは容易に胎盤を通過する[3]。しかし、妊娠中の酸化マグネシウムの内服は、血中マグネシウム濃度を増加させることもなく、基準値内を維持したとの報告がある[4]。ピコスルファートナトリウム水和物は、水溶性で胃・小腸では吸収されず、大腸で加水分解を受けて活性型となり、大腸の蠕動運動亢進、水分吸収抑制作用を示す大腸刺激性下剤である。内服後血中濃度は定量限界値以下であり、胎児への移行もほとんどないと考えられる。ヒトでの疫学データは少ないものの、両薬剤での催奇形性、胎児毒性、早流産のリスクを示す疫学調査報告はない。センナ・センノシド治療は、先天異常のリスク増加との関連性はないと結論づけられているが、子宮収縮の誘発に伴う早流産を引き起こす危険性があるので、添付文書では原則禁忌である。大黄には子宮収縮に加え骨盤内臓器充血作用があり、ルビプロストンには子宮収縮作用があり、使用は避けるべきである。

　近年発売されたリナクロチド、ポリエチレングリコール、ラクツロース、エロキシバットには十分な情報はなく、有益性投与とされている。いずれにしても、便秘薬の中で、催奇形性や胎児毒性の危険性回避について完全に証明された薬剤はないことを周知し使用すべきである。

First line処方

1. 酸化マグネシウム 0.6〜2.0gを分2〜3

or 2. ラキソベロン® 内用液 頓用、1回、10〜15滴

ここがポイント！

妊婦に対する便秘治療は、便秘の頻度が高いこと、改善することの重要性を、丁寧に説明することから始まり、生活習慣に関するアドバイスに続き、正確な薬剤情報を提供した上での薬物療法を行い、妊娠を順調に継続しつつ安心した治療へと導くことが重要である。

参考文献

1) Jewell DJ, et al. Interventions for treating constipation in pregnancy. Cochrane Database Syst Rev. 2001; (2): CD001142.

2) Longo SA, et al. Gastrointestinal Conditions during Pregnancy. Clin Colon Rectal Surg. 2010; 23: 80-89.

3) Lindberg JS, et al. Magnesium bioavailability from magnesium citrate and magnesium oxide. J Am Coll Nutr. 1990; 9: 48-55.

4) 津田弘之, 他. 妊娠中の便秘に対する酸化マグネシウムの安全性、有効性についての検討. 日本周産期・新生児医学会誌. 2015; 51: 960-964.

（富永 和作）

慢性便秘と酪酸産生菌

慢性便秘症では大腸管腔内の短鎖脂肪酸（酪酸、プロピオン酸、酢酸など）の欠乏状態にあるとされている。大腸通過時間遅延型のヒト慢性便秘症の糞便をマウスへ移植した実験でも、大腸内酪酸が低下し、マウス腸管蠕動運動が低下することが見いだされた[1]。さらに外因性に酪酸を投与すると低下した蠕動が回復した。酪酸の標的細胞は大腸粘膜に存在する神経内分泌細胞EC細胞と推測され、EC細胞で合成、分泌されるセロトニンが腸管運動に重要な役割を果たすと考えられている。酪酸産生菌としては*Clostridium butyricum*（ミヤBM®錠、ミヤBM®散、ビオスリー®配合錠、ビオスリー®配合散）が頻用されているが、便秘症に対する臨床試験での改善率は67％とされている。近年、慢性便秘症の原因として腸管におけるセロトニン欠乏が注目され、セロトニン分泌低下あるいはセロトニン再取り込みトランスポーターSERTの発現亢進が関与するとされている。セロトニンは主に腸管粘膜上皮の中でもクロム親和性細胞（EC細胞）から分泌される消化管ホルモンの一種であるが、このEC細胞上にある酪酸に対する受容体GPR43を介した刺激がセロトニン分泌亢進に作用している（図1）。

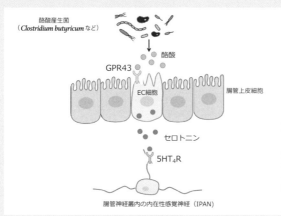

図1. 酪酸菌／酪酸を介した腸管蠕動運動制御機構

参考文献

- Ge X, et al. Potential role of fecal microbiota from patients with slow transit constipation in the regulation of gastrointestinal motility. Sci Rep. 2017; 7: 441.

（内藤 裕二）

2章　私の処方

21 在宅医療

在宅医療と便通異常

　排便障害の訴えは、高齢者に多くみられる[1]。在宅医療の対象疾病は、主に循環器疾患、認知症、脳血管疾患、骨折、筋骨格系疾患で、これらにより寝たきり、要介護状態であることが多くなる[2]。高齢者は、身体活動度だけでなく、内臓機能も低下し、様々な疾病を有し、多剤併用となるポリファーマシーも問題となっている。在宅高齢者は、努責ができず、便意も訴えられないこともある。さらに、認知機能の低下が、食習慣や日常生活を整えることを難しくし、服薬アドヒアランスも低下させる[3)4)5)6)]。排便管理を行う際は、患者の基礎疾患や、生理機能、ADL、IADL[※]を十分に理解した上で、認知機能や生活背景に合わせた、適切な薬剤選択、排便管理を行うことが求められる。しかし、便秘対策としての刺激性下剤投与も依然多く、不適切な下剤投与による身体的、心理的、社会的苦痛に配慮する必要がある。

> ※　ADLは「日常生活動作」と訳され、起床から着替え、移動、食事、トイレ、入浴など日常的に発生する動作を指す。
>
> 　IADL（Instrumental Activity of Daily Living）は「手段的日常生活動作」と訳され、最近、介護の世界でよく耳にする言葉であり、これは日常生活の基本的な動作の中でもより高度な運動や記憶力を必要とされる動作について、どれだけ独力でできるかを図る指標となる。主に、以下の8つの項目から評価され、男性は項目3、4、5は含まれない。
> 1. 電話使用　2. 買い物　3. 食事の準備　4. 家事（清掃、身の回りの片づけなど）
> 5. 洗濯　6. 移動　7. 服薬管理　8. 財産の取り扱い・管理
>
> 　便通のコントロールはADLに影響する重要な項目だが、実は、便通はIADLの様々な項目にも少なからず影響があり、下痢や便秘を改善するだけでIADLも改善することも少なくない。

162

治療方針

1 在宅高齢者の生理機能を鑑みた診療

　在宅高齢者診療をするためには、加齢に伴う薬物動態の変化を意識する必要がある[6]。消化管運動や機能、細胞内水分量、血清アルブミン値などの変化にも留意する必要がある。代謝や排泄に関しても、肝機能、腎機能の潜在的な低下に考慮する。さらに、相互作用、ポリファーマシーからも薬物の効果増強や減弱にも注意が必要である。実際の投与の際には、腎機能、体重などから投与量を設定し、効果と有害事象をチェックしながら用量調節する心掛けが重要である。こうした生理機能低下が示唆される在宅患者、高齢者の排便ケアを行うには、多職種連携による排便管理が有用である。日誌を活用することで、薬剤の効果・時間を推測することができ、使用薬剤の有効性を考えることもできる。薬剤使用と排便状況を比較することで、薬剤の投与回数や量を調整できる可能性がある。また在宅患者では時に、自然排便ではなく訪問看護、訪問介護のサービス利用時に排便を促す計画排便をしなくてはならないケースもあり、患者・家族の社会背景、満足度を考慮した、患者個々のニーズに合わせたオンデマンドな治療が求められる。

症例　80歳代、男性

　高血圧、非弁膜症性慢性心房細動、軽度慢性心不全で治療のために病院へ通っていた。数年前から物忘れより発症、アルツハイマー型認知症と診断された。徐々に認知機能の低下とともに活動度も低下し、食事量も減り、経口摂取のみではカロリーが足りず、胃瘻を補助で使用している。通院困難、ベッド上の生活となった。便秘症状もひどくなり、硬便で排出時出血もあるとのことで在宅医療導入となった。初回訪問診療時、長谷川式認知症スケール5点。生涯高齢者日常生活度C1、認知症高齢者日常生活自立度Ⅲb。週3回のデイサービス、週1回の訪問看護を利用している。身の回りの介護は80歳代の妻が行っている。妻も若干の認知機能低下がみられ、複雑な管理は困難。

First line 処方

1. 日常生活の把握 (排便日誌の活用 - 食事量、食事内容、水分量、便の状態など)

2. 家族への指導 (食事内容の見直し、水分調整など)

3. 訪問看護・訪問介護スタッフへの助言 (腹部マッサージ・運動・介助方法など)

4. 酸化マグネシウム 1.0g、分1、昼

or 5. アミティーザ® 24μg 1C、分1、昼

Second line 処方

1. ＋訪問看護サービス利用時　摘便・新レシカルボン®坐剤

2. ＋訪問看護サービス利用時　グリセリン浣腸　60ml

3. ＋訪問看護サービス利用8時間前あるいは前日就寝時に
   プルゼニド®錠12mg 2錠投与

ここが ポイント！

認知機能が低下した患者・家族へのアプローチのためには、アドヒアランス確保のためにも単純かつわかりやすく、他サービス利用に合わせた柔軟な処方選択が必要であるとともに、患者・家族あるいは、それに関わる多職種が実行しやすいよう配慮する必要がある。そのため、経管投与が可能かどうかなどの薬剤の特徴・特性を知る必要がある。

(例：処方を昼とすることで、妻が内服を忘れても、デイサービスや訪問看護・介護利用時間に合わせられる。酸化マグネシウム、アミティーザ®は簡易懸濁法が可能)

参考文献

1）厚生労働省. 平成25年国民生活基礎調査. 2013.

2）厚生労働省. 在宅患者の状況等に関するデータ(平成27年2月18日). 2015.

3）名尾良憲. 便秘－その成り立ちから治療まで. ライフサイエンス. 1980.

4）Bank S, et al. The aetiology, diagnosis and treatment of constipation and diarrhoea in geriatric patients. S Afr Med J. 1977; 51: 409-414.

5）名尾良憲, 他. 老人の便秘. Geriatric Medicine. 1973; 11: 392-397.

6）日本老年医学会, 他. 高齢者の安全な薬物療法ガイドライン2015. メジカルビュー社. 2015.

（木村 貴純）

2章　私の処方

22　緩和医療

緩和医療における便秘

　緩和医療における便秘では、悪性腫瘍自体によるもの（腸閉塞など）、腫瘍以外の他の疾病によるもの（パーキンソン病など）、薬剤性（オピオイド、抗うつ薬、抗コリン薬など）が挙げられる。ここではオピオイド誘発性便秘を取り上げたい。

　オピオイド誘発性便秘（Opioid induced constipation：以下、OIC）と呼ばれ、疼痛治療薬であるオピオイドにおいて最も多い副作用である。オピオイドは中枢のオピオイド受容体に結合し、鎮痛効果を発揮する薬剤であるが、腸管にもオピオイド受容体があり、そこを活性化することで蠕動運動の抑制、腸液分泌の抑制、水分吸収の亢進が引き起こされ、便秘に至ると考えられている。

　2016年刊行されたRome Ⅳに掲載されたOICの診断基準を図1に示した。

---

1. オピオイド治療を開始、変更、あるいは増量することにより、新規あるいは悪化する便秘症状が下記の2項目以上を示す。

 a.　排便の25％より多く、いきみがある

 b.　排便の25％より多く、兎糞状便又は硬便がある

 c.　排便の25％より多く、残便感がある

 d.　排便の25％より多く、直腸肛門の閉塞感あるいはつまった感じがある

 e.　排便の25％より多く、用手的に排便促進の対応をしている
  （摘便、骨盤底圧迫など）

 f.　排便回数が週に3回未満

2.　下剤を使わない時、軟便は稀

図1．OIC診断基準 ［文献1より作成］

治療方針

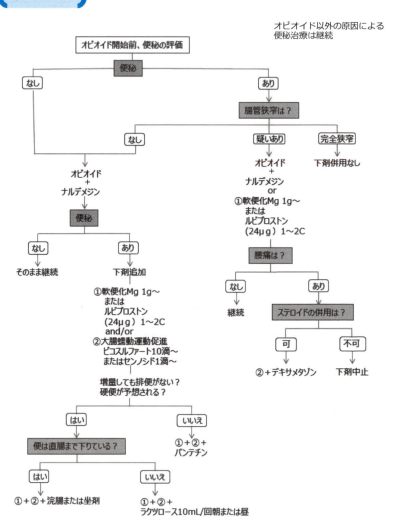

図2．便秘治療の進め方 [文献2より作成]

1 オピオイド開始前から既往歴のある便秘薬は継続する

末梢性 μ オピオイド受容体拮抗薬は、従来の便秘薬ではないため、既往としての便秘対策は中止しないことを原則とする。

2 オピオイド開始から遅れないで末梢性 μ オピオイド受容体拮抗薬を併用開始する

オピオイドを長期間使い続けた後から本拮抗薬を投与すると、急な拮抗によって便秘から一転、退薬症状として下痢や悪心を生じることがある。これは、腸管壁、つまり、末梢環境における退薬反応で、オピオイドの曝露時間が長く量が多いほど生じやすい。

3 1・2にて、評価を繰り返し、足りないものを追加するか検討をする

力めない場合などは、坐薬や浣腸を併用する。

症例　80歳代、男性

前立腺癌、腰椎骨転移に対し、放射線治療の検討を行っていた。3日前から急に腰痛が出現し NRS　5〜7/10で寝返りがうてなくなったため、まずはオピオイドを処方することとした。問診で、元々便秘があり、酸化マグネシウム1.0g/日内服していたことがわかった。また、骨盤底に腫瘍病変の伸展を認めたが、明らかな腸管狭窄や消化管出血はないことを確認した。鎮痛薬は内服で、オキシコドン10mg/日を開始することとした。

First line処方

1. スインプロイク® (0.2mg) 1錠、分1、朝食後
   ※ オピオイド開始後、できるだけ速やかに併用開始した方がよい理由は次の2つである。
   ① オピオイド誘発性便秘は、オピオイド開始後、鎮痛効果を得るより早い段階から小腸、大腸ともに腸管蠕動抑制は始まっているため。
   ② 腸管オピオイド受容体が、オピオイドに曝露される時間が長いほど、スインプロイク® 開始後の末梢局所の退薬症状 (一時的な下痢や悪心) を生じやすいため。

2章 私の処方

22 緩和医療

167

【その後の経過】
元々の便秘症に処方していた酸化マグネシウムは継続し、そこにオキシコドンとスインプロイク®をほぼ同時に開始したところ、特にオピオイド開始に伴う便秘の悪化は認めず、末梢の退薬症状の下痢もなく、鎮痛コントロールが可能となった。疼痛によって放射線治療台の昇降や仰臥位がとれないことはなく、治療を完遂することができた。

> **ここがポイント！**
>
> オピオイドを長期間使い続けた後から本拮抗薬を投与すると、急な拮抗によって便秘から一転、退薬症状として下痢を生じることがあるため、オピオイド開始後、速やかに本拮抗薬を開始すること。

引用文献

1）Lacy BE, et al. Bowel Disorders. Gastroenterology. 2016; 150: 1393-1407.
2）有賀悦子．スキルアップ がん症状緩和．南江堂．2018.

参考文献

- Nee J, et al. Efficacy of Treatments for Opioid-Induced Constipation: Systematic Review and Meta-analysis. Clin Gastroenterol Hepatol. 2018; 16: 1569-1584.

（有賀 悦子）

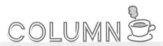

慢性便秘と食物繊維

　主食である穀物からの摂取量が経年的に減少しているのが特徴である。日本人の食物繊維の摂取量は14g/日と国際的比較でも極めて低値である（図1）。食物繊維の摂取不足は様々な点で便秘傾向に傾くことになる。不溶性食物繊維の摂取不足により便量が減少する。大腸蠕動運動にとって重要な胆汁酸は食物繊維に結合して大腸に届くことも知られている。また大腸の腸内細菌叢は食物繊維を資化して発酵により酪酸を産生し、腸管蠕動を促進する。最近、Inoueらは慢性便秘を訴える自閉症関連疾患の小児に対して水溶性食物繊維（サンファイバー®）を投与した結果、便通が改善するだけでなく、神経症状が改善することを報告している[1]。腸脳相関を介した食物繊維の機能性が評価されつつある。

日本人の食物繊維の摂取量は経年的に減少しており、現状で14g/日となっている。国際的には欧米の食事摂取基準では、成人では理想的には24g/日以上を目標量とすべきであると考えられる。しかし、「平成28年国民健康・栄養調査」に基づく日本人の食物繊維摂取量の中央値は、全ての年齢区分でこれらよりかなり少ない。2020年に公表される日本人の食事摂取基準では以下のような記載がある。「摂取基準としてこの値を目標量として掲げてもその実施可能性は低いといわざるを得ない。そこで、現在の日本人成人（18歳以上）における食物繊維摂取量の中央値（14.6g/日）と、24g/日との中間値（19.3g/日）をもって目標量を算出するための参照値とした」。日本人の腸内環境を改善するために最も重要なことは、食による食物繊維摂取ではないかと考えている。

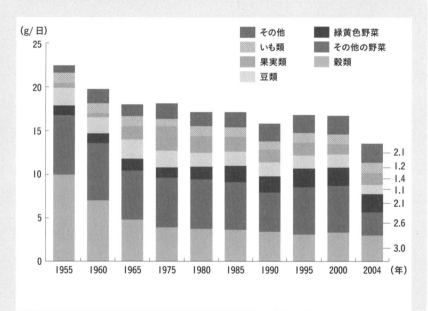

図1. 日本人の食物繊維摂取量の推移 [文献2より作成]

参考文献

1) Inoue R, et al. Dietary supplementation with partially hydrolyzed guar gum helps improve constipation and gut dysbiosis symptoms and behavioral irritability in children with autism spectrum disorder. J Clin Biochem Nutr. 2019; 64: 217-223.
2) 厚生労働省. 日本人の食事摂取基準.

（内藤 裕二）

索引

日本語索引

あ行

アミティーザ
20, 38, 65, 93, 105, 112, 117, 120, 125, 132, 141, 143, 144, 146, 149, 150, 152, 164

アローゼン ... 61

アントラキノン系 ... 60, 93

いきみ ... 11

一般用医薬品 ... 96

運動 ... 32

エロビキシバット
20, 39, 69, 94, 106, 131

塩類下剤 ... 50, 92

か行

ガイドライン ... 42

ガスモチン ... 71, 123, 139

過敏性腸症候群 ... 24, 39

過敏性腸症候群便秘型 ... 10

カルメロースナトリウム ... 48, 91

加齢 ... 6

肝疾患 ... 150

肝性脳症 ... 150

浣腸 ... 47, 74, 96

漢方薬 ... 78, 95

緩和医療 ... 165

器質性便秘 ... 6, 8

機能性腸障害の病型分類 ... 24

機能性便秘 ... 10, 24

逆流性食道炎 ... 122

客観的指標 ... 15

急性冠症候群 ... 102

急性心筋梗塞 ... 102

狭心症 ... 102

虚血性心疾患 ... 100

巨大結腸症 ... 10

筋層間神経叢 ... 4

グーフィス
20, 39, 69, 94, 107, 117, 120, 132, 143, 144

グリセリン ... 76, 96

グリセリン浣腸液 ... 76

警告徴候 ... 27

桂枝加芍薬大黄湯 ... 157

血液透析 ... 119

結腸通過時間正常型 ... 11

結腸通過時間遅延型 ... 11

原発性便秘 ... 10

高血圧症 ... 104

甲状腺機能低下症 ... 114

合成二糖類 ... 150

高マグネシウム血症 ... 104

高齢者 ... 32

高齢者の安全な薬物療法
ガイドライン2015 45
固形便 3
コロネル 49, 91, 145

さ行

サージ 104
在宅医療 162
坐剤 74, 96
酸化マグネシウム
　45, 50, 102, 103, 105, 106, 107, 111,
　112, 115, 120, 125, 129, 140, 141,
　143, 144, 146, 148, 149, 160, 164
サンファイバー 168
残便感 13
自覚症状 13
刺激性下剤 47, 60, 62, 92
次世代シーケンサー 36
ジフェノール系 62, 93
シプロキサン 123
自閉症関連疾患 134
自閉症スペクトラム障害 134
死亡率 100
主観的症状 15
消化管運動賦活薬 47, 71, 95
小建中湯 157
症候性便秘 6, 8
小児科領域 154
小児慢性機能性便秘症診療
ガイドライン 22
上皮機能変容薬 38, 65, 93

食事指導 42
食物繊維 30, 31, 42, 44, 168
自律神経障害 111
心筋梗塞 102
浸透圧性下剤 45, 50, 54, 91
新レシカルボン 75, 96, 132
水酸化マグネシウム 52
水分摂取 32, 44
水溶性食物繊維 ... 31, 135, 158, 168
水様便 3
スインプロイク 72, 167
生活習慣 42
性差 6
生存率 16
セレキノン 145, 146
セロトニン 161
全身性強皮症 122
洗腸 85
蠕動運動 4
センナ・センナジツ 61
センノシド 60, 107, 125
造影補助剤 77
僧帽弁閉鎖不全症 106
続発性便秘 6

た行

大黄甘草湯 80
大建中湯 80, 139, 141
大蠕動 3, 5
大腸癌 27, 110, 133

大腸憩室症	148
大腸刺激性下剤	155
大腸通過時間検査	11, 29
大腸内視鏡検査	27
大動脈弁狭窄症	106
多発性硬化症	113
短鎖脂肪酸	31, 36, 39
炭酸水素ナトリウム・無水リン酸二水素ナトリウム配合剤	75, 96
炭酸マグネシウム	53
胆汁酸トランスポーター阻害剤	69
男女差	37
チアトン	146
中毒性巨大結腸症	114
腸管通過時間	10
腸管嚢胞状気腫症	122
腸内環境	6
腸内細菌	6, 31
治療ニーズ	16
治療満足度	16, 17
定義	23
摘便	85
テレミンソフト	74, 96
トイレ	34
糖尿病	110
糖類下剤	54, 92
特定保健用食品	137
トランコロン	146
トリメチルアミン-N-オキシド	102

な行

ナウゼリン	123
ナルデメジントシル酸塩	72
二次胆汁酸	39
尿毒症物質	116
認知症	130
妊婦	158
粘膜下神経叢	4
粘膜関連細菌叢	38
脳梗塞	128
脳心血管疾患	108
脳卒中	100
ノトバイオートマウス	39

は行

パーキンソン病	113, 124
パーキンソン病診療ガイドライン2018	46
バイオフィードバック療法	87
肺癌	140
排便	5
排便回数の減少	13
排便困難感	13
排便中枢	5
排便反射	5
バクタ	123
バルコーゼ	48, 91
パントシン	115, 149
ビオスリー	161

ピコスルファートナトリウム
水和物 ························ 62, 63, 125
ビサコジル ····················· 74, 96
ビフィズス菌 ······················ 153
ピムロ ····························· 61
腹部手術後 ························ 138
腹部マッサージ ····················· 33
腹膜透析 ························· 119
不溶性食物繊維 ················ 31, 158
フラジール ························ 123
ブリストル便形状スケール
　　　　　　　　　　　　　 13, 36, 153
プリンペラン ······················ 123
プルゼニド ················ 60, 129, 143
プレバイオティクス ················· 116
プロバイオティクス ················· 116
糞便移植 ····················· 39, 127
便性状 ···························· 13
便塞栓 ······················ 134, 155
便排出障害型 ······················ 11
便秘型過敏性腸症候群 ·············· 145
膨張性下剤 ··············· 42, 44, 48, 91
ポリエチレングリコール ·············· 92
ポリエチレングリコール4000 ····· 57
ポリカルボフィルカルシウム
　　　　　　　　　　　　　　　 49, 91
ポリフル ················ 49, 91, 145, 146

ま行

マグネシウム製剤 ·················· 138
マグミット ·············· 50, 129, 132, 139

マクロゴール4000 ········· 46, 57
麻子仁丸 ················· 81, 104, 141
末梢性オピオイド受容体拮抗薬 ···· 72
麻痺性イレウス ···················· 114
麻痺性腸閉塞 ····················· 122
慢性偽性腸閉塞症 ··················· 10
慢性腎臓病 ······················· 116
慢性透析 ························· 119
慢性便秘症 ················ 16, 24, 142
慢性便秘症診療ガイドライン
2017 ········· 22, 24, 27, 42, 45, 47
満足度 ··························· 16
ミヤBM ······················ 157, 161
ミルマグ ·························· 52
メトホルミン ······················ 110
モサプリドクエン酸塩水和物 ····· 71
モサプリドクエン酸塩製剤 ······ 138
モニラック ························ 56
モビコール
　　　　　　　　　 57, 92, 102, 103, 117,
　　　　　　　　　 135, 143, 144, 157

や行

薬剤性便秘 ························ 6, 8
有訴者率 ·························· 14
有病率 ···························· 14
洋式トイレ ························· 34

ら行

ラキソベロン
　　　　　　 62, 63, 125, 129, 135, 143, 160
酪酸 ····························· 36

173

酪酸産生菌	161
ラクツロース	46, 54, 56, 150
ラグノス	54
リナクロチド	
	45, 46, 67, 94, 106, 111
リフキシマ	150, 152
リン吸着薬	119
リンゼス	
	67, 94, 105, 117, 120, 143, 144, 146
ルビプロストン	
	20, 38, 45, 46, 93, 106,
	111, 116, 125, 131, 143

わ行

和式トイレ	34

外国語索引ほか

16S rRNA シーケンス解析	36
Bifidobacterium	37, 40
Bristol stool form scale	36
BSS	36, 37
Clostridium butyricum	161
Constipation Scoring System	17
D-ソルビトール	77
Fusobacterium nucreatum	133
Leaky Gut 症候群	150
PAC-QOL	17, 20
Rome Ⅳ基準	24
SF-36	20
Short Form-36	17
WGOガイドライン2011	
	42, 45, 47

編集者プロフィール

内藤 裕二（ないとう ゆうじ）

京都府立医科大学大学院 医学研究科 消化器内科学　准教授
京都府立医科大学附属病院 内視鏡・超音波診療部　部長

1983年　京都府立医科大学 卒業
2001年　米国ルイジアナ州立大学 医学部、分子細胞生理学教室 客員教授（兼任）
2002年　京都府立医科大学 講師（学内）
2005年　独立行政法人 科学技術振興機構 科学技術振興調整費 研究領域主幹
2009年　京都府立医科大学大学院 医学研究科 消化器内科学　准教授
2015年　京都府立医科大学附属病院内視鏡・超音波診療部　部長

専門：　消化器病学、消化器内視鏡学、消化管学、酸化ストレスと消化管炎症、
　　　　生活習慣病

著書
- 『胃がんの原因はピロリ菌です』（大垣書店）
- 『人生を変える賢い腸のつくり方―ココロまで整える腸内フローラ活性術』
（ダイヤモンド社）
- 『消化管（おなか）は泣いています―腸内フローラが、体を変える、脳を活かす』
（ダイヤモンド社）

いつも同じ便秘薬を処方するあなたへ
エキスパートが贈る
便秘薬との向き合い方

2019年12月20日　第1版 第1刷 ©
2020年4月15日　第1版 第2刷

編　著　　内藤裕二　NAITO, Yuji

発行者　　宇山閑文

発行所　　株式会社金芳堂

〒606-8425 京都市左京区鹿ケ谷西寺ノ前町34番地
振替　01030-1-15605
電話　075-751-1111（代）
https://www.kinpodo-pub.co.jp/

組　版　　HON DESIGN

印刷・製本　モリモト印刷株式会社

落丁・乱丁本は直接小社へお送りください．お取替え致します．

Printed in Japan
ISBN978-4-7653-1799-3

JCOPY ＜(社)出版者著作権管理機構 委託出版物＞

本書の無断複写は著作権法上での例外を除き禁じられています．複写される場
合は，そのつど事前に，(社)出版者著作権管理機構（電話 03-5244-5088，FAX
03-5244-5089, e-mail: info@jcopy.or.jp）の許諾を得てください．

●本書のコピー，スキャン，デジタル化等の無断複製は著作権法上での例外を
除き禁じられています．本書を代行業者等の第三者に依頼してスキャンやデジ
タル化することは，たとえ個人や家庭内の利用でも著作権法違反です．